主编／郭长青　黄怡然

人体体表解剖

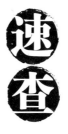

中国科学技术出版社
·北京·

图书在版编目（CIP）数据

人体体表解剖速查 / 郭长青，黄怡然主编 . — 北京：中国科学技术出版社，2022.1

ISBN 978-7-5046-9204-7

Ⅰ . ①人… Ⅱ . ①郭… ②黄… Ⅲ . ①人体解剖学—图谱 Ⅳ . ① R322-64

中国版本图书馆 CIP 数据核字 (2021) 第 192066 号

策划编辑	韩　翔　于　雷
责任编辑	延　锦
文字编辑	靳　羽
装帧设计	佳木水轩
责任印制	李晓霖

出　　版	中国科学技术出版社
发　　行	中国科学技术出版社有限公司发行部
地　　址	北京市海淀区中关村南大街 16 号
邮　　编	100081
发行电话	010-62173865
传　　真	010-62179148
网　　址	http://www.cspbooks.com.cn

开　　本	880mm×1230mm　1/64
字　　数	84 千字
印　　张	4.25
版　　次	2022 年 1 月第 1 版
印　　次	2022 年 1 月第 1 次印刷
印　　刷	天津翔远印刷有限公司
书　　号	ISBN 978-7-5046-9204-7 / R・2814
定　　价	26.00 元

（凡购买本社图书，如有缺页、倒页、脱页者，本社发行部负责调换）

编著者名单

主　编　郭长青　黄怡然

副主编　李德伟　王春久　付达尔丽

编　者　（以姓氏笔画为序）

于佳妮　牛启超　付伟涛　肖　响

张　义　张丽萍　赵　丽　姚冰斌

黄永强　梁楚西　傅松福　谭　鑫

内容提要

  本书是人体表面解剖的实用图谱，分13章，分别对头面部、头颈部、躯干和骶骨、肩部、臂部、肘部、前臂部、腕和手部、髋臀部、股部、膝部、小腿部、踝和足部进行了介绍，同时配有插图200余幅。全书图文并茂，采用以图释文，以文解图的方式，介绍了人体相应骨骼体表标志、肌性标志及临床常见压痛点的探查方法，每部分都详细介绍了体表各肌肉的起止点、运动功能及神经支配，有的还标注了锻炼该肌肉的运动方法。书中还配有实体照片以展示所描述的体表解剖结构，其中有部分图片重点展示了内部解剖结构，同时提示临床相关操作安全和注意事项。本书紧密联系临床，实用性强，对广大医学生和临床医务工作者学习人体表面解剖具有一定的参考价值，尤其适合从事疼痛科、骨科、针灸推拿、针刀等领域的医务工作者。

前　言

　　人体体表解剖学是研究人体深层结构与表面关系的科学，通过观察和触摸来研究人体体表的形态和结构，以及深部结构和器官在体表的标志和投影。

　　人体解剖学是所有医学专业均开设的基础必修课，是学医之路的开端。由此可见，解剖学之于医务人员颇为重要，而体表解剖学作为一门新兴的解剖学分支，在实际临床实践中的重要性更是毋庸置疑。

　　人体体表解剖学能加强我们对体表解剖部位、触诊方法和相关穴位的认知，能促进我们对解剖结构、骨骼形态、肌肉走向的了解，能增加我们对体表与深层结构、器官的关系理解。

　　为了促进人体体表解剖学的普及和推广，我们认为有必要为广大在校医学生和临床医生提供部本真正能将体表解剖学知识、体表标志触诊方法及针灸推拿理论相结合的解剖学著作。

编著者

目　录

第8章 腕和手部

第9章 髋臀部

第10章 股　部

第11章 膝　部

第1章 头面部

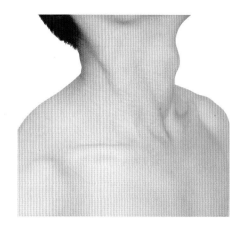

一、体表标志

面部（图 1-1）

眶上缘

眶上方的骨缘。眶上缘的中内 1/3 交点处，或距头部前正中线约 2.5cm 为眶上孔或眶上切迹，内有眶上血管和神经通过。

眶下缘

眶下方的骨缘。眶下缘的中点下方约 0.8cm 处为眶下孔，内有眶下血管和神经通过。

眉弓

眶上缘上方约 1.5cm 处的横行骨性隆起，男性隆起较显著，其内侧份的深面有额窦。

第
1
章

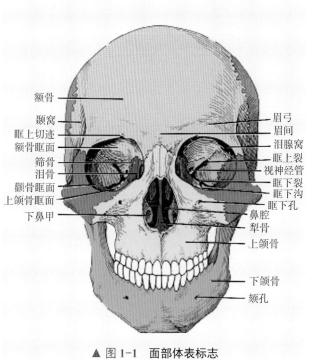

额骨

颞窝

眶上切迹

额骨眶面

筛骨

泪骨

颧骨眶面

上颌骨眶面

下鼻甲

眉弓

眉间

泪腺窝

眶上裂

视神经管

眶下裂

眶下沟

眶下孔

鼻腔

犁骨

上颌骨

下颌骨

颏孔

▲ 图 1-1　面部体表标志

颧弓

位于耳屏至眶下缘的连线上，为颧骨向后延伸的骨性隆起，由颧骨的颞突和颞骨的颧突共同构成。

颞窝

颧弓上方凹陷处，内有颞肌等结构。

下颌头

在颧弓下方，耳屏的前方，做开口和闭口运动时，能触及下颌头向前、后滑动。

下颌角

在耳前下方，为下颌体下缘后端与下颌支后缘下端相互移行的转角处。

颞、枕部（图 1-2 和图 1-3）

上、下项线和项平面

上项线位于枕外隆凸的两侧，为自枕外隆凸至乳突的稍向上的弧形线，有斜方肌、头夹肌及胸锁乳突肌附着。自枕外隆凸向前下方发出一骨嵴称为枕外嵴，为项韧带的附着部。自枕外嵴中点斜向外下方的弓状线称为下项线，为头后大直肌、头后小直肌和头上斜肌的附着部。上、下项线之间的平面称为项平面，为头半棘肌的附着部。

前囟点

又称额顶点，为冠状缝和矢状缝前端的交点。新生儿此处的颅骨因骨化尚未完成，仍为结缔组织膜性连接，呈菱形凹陷称为前囟，在 1—2 岁时闭合。

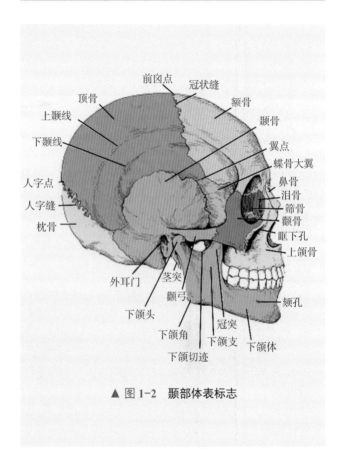

▲ 图 1-2　颞部体表标志

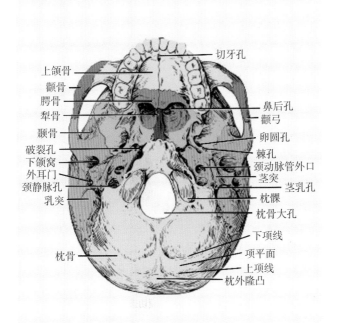

上颌骨
颧骨
腭骨
犁骨
颞骨
破裂孔
下颌窝
外耳门
颈静脉孔
乳突
枕骨

切牙孔
鼻后孔
颧弓
卵圆孔
棘孔
颈动脉管外口
茎突
茎乳孔
枕髁
枕骨大孔
下项线
项平面
上项线
枕外隆凸

▲ 图 1-3　枕部体表标志

人字点

又称顶枕点，为矢状缝后端与人字缝的交点，位于枕外隆凸上方约 6cm 处。此处呈一线形凹陷，称为后囟。后囟较前囟小，生后不久即闭合。

二、肌性标志（图 1-4 至图 1-6）

耳屏

位于耳甲腔前方的扁平突起，其内部为软骨。在耳屏前方约 1cm 处可触及颞浅动脉的搏动。

咬肌

位于耳垂前下方，下颌支外侧面，当上、下牙列咬合时，呈肌性隆起。

颞肌

在颧弓上方的颞窝内。

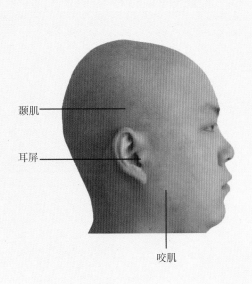

颞肌

耳屏

咬肌

▲ 图 1-4　面部肌性标志（一）

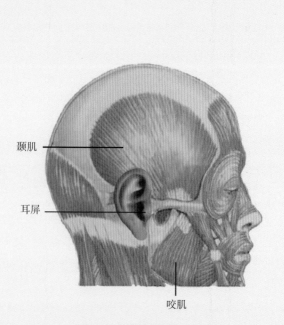

颞肌

耳屏

咬肌

▲ 图 1-5　面部肌性标志（二）

人中沟

上唇表面正中线上的纵行浅沟。人中沟的上、中 1/3 交点处为水沟穴。

鼻唇沟

鼻翼外侧向口角外侧延伸的浅沟，位于上唇与颊之间，左右对称。

颏唇沟

下唇下方与颏部交界处正中线上的浅沟。

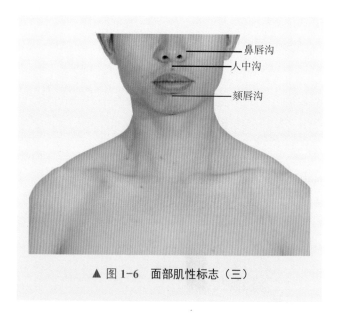

鼻唇沟

人中沟

颏唇沟

▲ 图 1-6　面部肌性标志（三）

第 2 章　头 颈 部

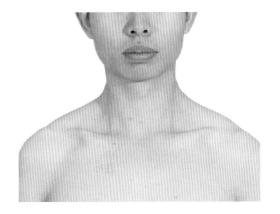

头颈部整体观（图 2-1 和图 2-2）。

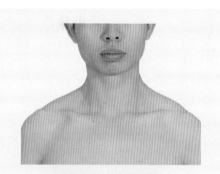

▲ 图 2-1　颈部前面观

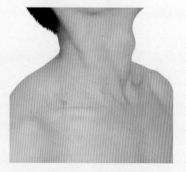

▲ 图 2-2　颈部侧面观

一、体表标志

枕外隆凸（图 2-3 和图 2-4）

枕鳞中央的骨性隆起，位于头颈交界处，枕部正中线有项韧带附着乳突，耳垂后方的圆丘状骨性隆起，是颞骨乳突部的一部分。

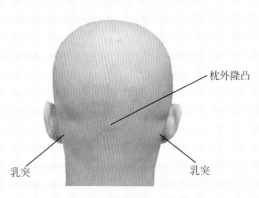

▲ 图 2-3 枕外隆凸、乳突

乳突（图2-3和图2-4）

乳突为位于耳垂后方的圆丘状骨性隆起，是颞骨乳突部的一部分。

提示：枕部正中线上有项韧带附着，枕外隆凸向两侧弓形骨嵴称为上项线，为枕额肌肌腹、斜方肌、头夹肌的附着处。

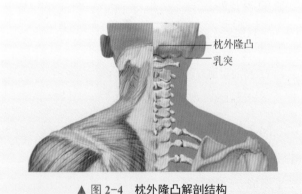

枕外隆凸

乳突

▲ 图2-4　枕外隆凸解剖结构

上项线（图 2-5）

位于枕外隆凸的两旁，向乳突基部伸展弯曲的横行骨嵴，有胸锁乳突肌和斜方肌附着。

下项线

自枕外隆凸向前下方发出的一骨嵴称为枕外嵴，为项韧带的附着处。自枕外嵴中点向外下方的弓状线称为下项线，为头后大直肌、头后小直肌和头上斜肌的附着处，上下项线之间的平面称为项平面，为头半棘肌的附着处。

第 7 颈椎（图 2-6）

位于颈椎与胸椎的交界处，因此形态与胸椎接近。第 7 颈椎棘突比其他颈椎棘突长且粗大，近似水平位地伸向后方，末端不分叉呈结节状，往往于皮下形成一隆起，故第 7 颈椎又名隆椎。

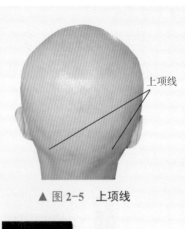

▲ 图 2-5 上项线

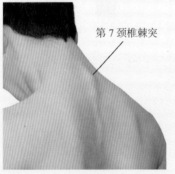

第 7 颈椎棘突

▲ 图 2-6 第 7 颈椎

甲状软骨（图 2-7 至图 2-9）

颈部前面的方形软骨，不成对，左右各一，由前缘相互愈着的呈四边形的左、右软骨板组成。愈着处称前角，前角上端向前突出，称喉结。

环状软骨（图 2-8 和图 2-9）

紧接于甲状软骨下方，不成对，位于喉结部

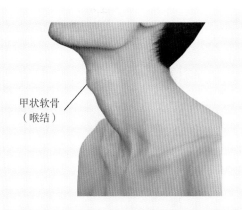

甲状软骨
（喉结）

▲ 图 2-7 甲状软骨（喉结）

最下方，气管最上方，与气管的最上一节相连成环形。

舌骨（图2-9）

位于颏隆凸的下后方、喉结上方，适对第3颈椎下缘平面。

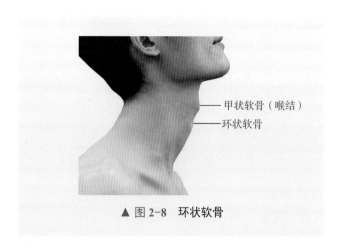

▲ 图2-8　环状软骨

甲状软骨（喉结）

环状软骨

气管软骨（图 2-9）

自环状软骨弓向下，沿颈部前正中线至胸骨上窝，可清楚地触及气管颈部。

颈动脉结节（图 2-10）

为第 6 颈椎横突前结节，因颈总动脉行其前方而得名。在环状软骨弓平面，于胸锁乳突肌前缘处可触到该动脉的搏动。

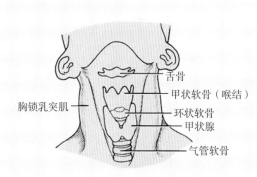

▲ 图 2-9　颈部解剖结构

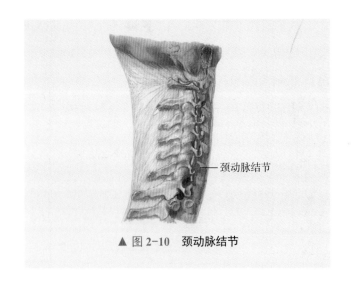

颈动脉结节

▲ 图 2-10　颈动脉结节

二、肌性标志

胸锁乳突肌（图 2-11 至图 2-13）

部位：位于颈阔肌深面，两侧颈部外侧，分为胸骨部和锁骨部。

起点：胸骨柄前面、锁骨胸骨端上缘内 1/3。

止点：颞骨乳突及上项线外侧。

运动功能：单侧收缩，头部向同侧屈，并使头转向对侧，双侧同时收缩，肌肉合力在寰枕关节额状轴的后面使头后伸，肌肉合力在寰枕关节额状轴的前面则使头前屈（如头顶球）。

神经支配：胸锁乳突肌受第 11 对脑神经副神经（XI）及一部分颈丛前支的支配（C_3 和 C_4）。

练习方式：头顶垂直负重并转动（如顶沙包头颈转动）。

颈阔肌（图 2-14）

部位：颈阔肌位于颈前部皮下，与皮肤密切贴合的一块薄而宽阔的肌肉。

起点：颈阔肌下缘起自胸大肌和三角肌筋膜，肌纤维斜向上内方，越过锁骨和下颌骨至面部。

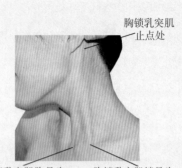

胸锁乳突肌
止点处

胸锁乳突肌胸骨头　　　胸锁乳突肌锁骨头

▲ 图 2-11　胸锁乳突肌（一）

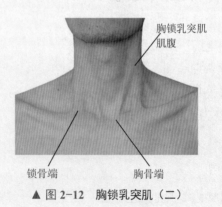

胸锁乳突肌
肌腹

锁骨端　　　　　胸骨端

▲ 图 2-12　胸锁乳突肌（二）

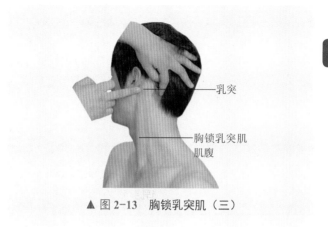

乳突

胸锁乳突肌
肌腹

▲ 图 2-13　胸锁乳突肌（三）

止点：前部肌纤维止于下颌骨的下颌底和口角，其最前部的肌纤维左右相互交错，后部肌纤维移行于腮腺咬肌筋膜和部分面部肌肉表面。

运动功能：收缩时牵引口角向下，并使颈部皮肤起皱褶。

神经支配：面神经（Ⅶ）颈支。

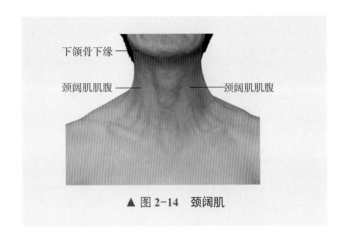

下颌骨下缘

颈阔肌肌腹 ———————————————— 颈阔肌肌腹

▲ 图 2-14　颈阔肌

斜角肌（图 2-15 至图 2-19）

前斜角肌

部位：位于胸锁乳突肌的深面和颈外侧三角内。

起点：第 3～6 颈椎横突前结节。

止点：第 1 肋骨内缘斜角肌结节。

运动功能：上提第 1 肋，使颈部外展，协助吸气。

神经支配：颈神经前支（$C_5 \sim C_7$）。

中斜角肌

部位：位于前斜角肌的后方。

起点：第 2～6 颈椎横突后结节。

止点：第 1 肋骨上面。

运动功能：上提第 1 肋，使颈部外展，协助吸气。

神经支配：颈神经前支（$C_2 \sim C_8$）。

后斜角肌

部位：位于中斜角肌的后方。

起点：第 5～7 颈椎横突后结节。

止点：第 2 肋骨外侧中部粗隆。

运动功能：上提第 2 肋，协助吸气。

神经支配：颈神经前支（$C_5 \sim C_6$）。

提示：胸廓出口指斜角肌和第 1 肋骨限定的

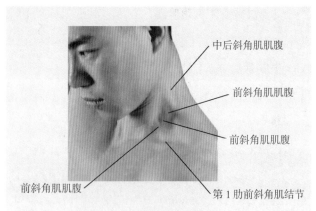

中后斜角肌肌腹

前斜角肌肌腹

前斜角肌肌腹

前斜角肌肌腹

第 1 肋前斜角肌结节

▲ 图 2-15　前中后斜角肌（一）

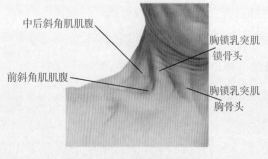

中后斜角肌肌腹

胸锁乳突肌
锁骨头

前斜角肌肌腹

胸锁乳突肌
胸骨头

▲ 图 2-16　前中后斜角肌（二）

整个区域，锁骨下动脉和臂丛在至上臂过程中经过这两个肌肉之间，然后走行于第1肋和锁骨之间，当前和中斜角肌紧张时，可能在这一区域受到挤压。

提示：斜角肌主要作用是使头向两侧旋转，也用于抬高胸廓，在反常呼吸中作为不适宜的辅助肌。

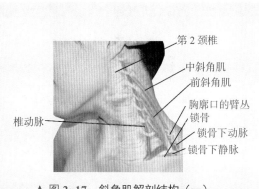

第2颈椎

中斜角肌
前斜角肌

胸廓口的臂丛
锁骨

锁骨下动脉

锁骨下静脉

椎动脉

▲ 图 2-17　斜角肌解剖结构（一）

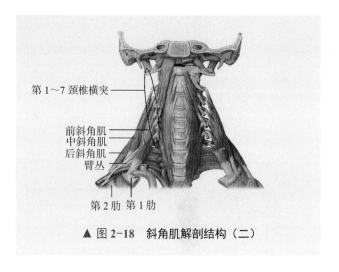

第1～7颈椎横突 ——

前斜角肌 ——
中斜角肌 ——
后斜角肌 ——
臂丛 ——

第2肋 第1肋

▲ 图 2-18 斜角肌解剖结构（二）

因此，斜角肌承受较高张力，容易引起疼痛，但有时很难鉴别是斜角肌引起的还是臂丛神经受压引起的疼痛。

头夹肌（图 2-20 和图 2-21）

部位：头夹肌位于斜方肌上部及胸锁乳突肌下方，左右各一。

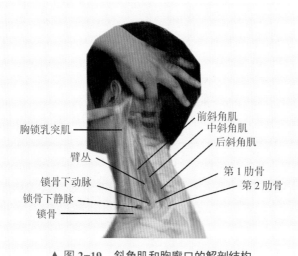

胸锁乳突肌

前斜角肌
中斜角肌
后斜角肌

臂丛

第 1 肋骨
第 2 肋骨

锁骨下动脉

锁骨下静脉

锁骨

▲ 图 2-19　斜角肌和胸廓口的解剖结构

起点：项韧带的下半部、第 7 段颈椎的棘突和上 3 或 4 位胸椎的棘突。

止点：颞骨的乳突上，且附着至枕骨在上项线外 1/3 下方的粗糙面上。

运动功能：双侧收缩时，使头颈伸直；单侧收缩时使头颈向同侧侧屈和回旋。

神经支配：受 $C_1 \sim C_8$ 神经支配。

练习方式：俯卧位抬颈。

头半棘肌（图 2-20 和图 2-21）

部位：位于项部，在夹肌之下，且在颈最长肌和头最长肌的内侧。

起点：以一串腱从上 6 或 7 位胸椎和第 7 颈椎横突的顶端，第 4～6 颈椎的关节突，各腱结合成一块宽阔的肌肉向上。

止点：枕骨的上下项线之间。

运动功能：双侧收缩时，使脊柱后伸，特别是头颈部；单侧收缩向同侧屈曲；维持头部的躯体姿势。

神经支配：受 $C_3 \sim T_6$ 神经支配。

练习方式：俯卧位抬颈。

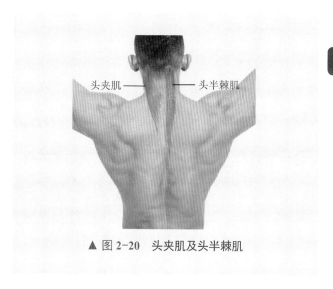

▲ 图 2-20 头夹肌及头半棘肌

提示：头夹肌第 7 颈椎处和枕骨上项线处极易受损，损伤后，因机化、增生形成瘢痕，造成第 7 颈椎处的圆形隆起，俗称扁担疙瘩或富贵包。

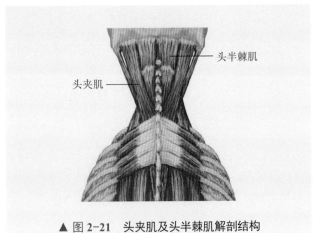

头半棘肌

头夹肌

▲ 图 2-21　头夹肌及头半棘肌解剖结构

斜方肌（图 2-22 至图 2-24）

部位：斜方肌位于项部和背上部，一侧自颈胸部正中线向肩峰伸展呈三角形轮廓，底朝向脊柱，尖在肩峰，两侧斜方肌合成斜方形。

起点：上项线内 1/3 部、枕外隆凸、项韧带全长、第 7 颈椎棘突、全部胸椎棘突及棘上韧带。

止点：上部纤维止于锁骨外 1/3，中部纤维止于肩峰、肩胛冈上缘外侧，下部纤维止于肩胛冈上缘。

运动功能：当脊柱固定时，上部肌束收缩时，使肩胛骨上提、上回旋、后缩，及使肩胛骨向脊柱靠拢；中部肌束收缩，使肩胛骨后缩；下部肌束收缩，使肩胛骨下降，上回旋；两侧同时收缩，使肩胛骨后缩；当肩胛骨固定时，一侧上部肌束收缩，使头向同侧收缩，使头后仰和脊柱伸直。此肌上部纤维提肩胛骨，下部纤维降肩胛骨，其瘫痪时，可出现塌肩现象。

神经支配：受第 11 对脑神经副神经（XI）支配。

练习方式：提拉负重耸肩；负重直臂侧上举和低头双臂伸直外展负重（持哑铃）扩胸。

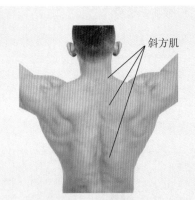

斜方肌

▲ 图 2-22　斜方肌（一）

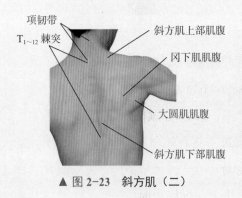

项韧带

$T_{1\sim12}$ 棘突

斜方肌上部肌腹

冈下肌肌腹

大圆肌肌腹

斜方肌下部肌腹

▲ 图 2-23　斜方肌（二）

第 2 章

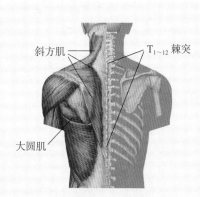

斜方肌

T_{1~12} 棘突

大圆肌

▲ 图 2-24 斜方肌解剖结构

肩胛提肌（图 2-25 和图 2-26）

部位：位于胸锁乳突肌和斜方肌的深面。

起点：第 1~4 颈椎横突后结节。

止点：肩胛骨脊柱缘内侧角。

运动功能：近固定时，上提肩胛骨并使肩胛骨转向内上方。远固定时，一侧收缩，使头颈向同侧侧屈、后伸和下回旋；两侧收缩，使颈伸直。

神经支配：颈丛的 C_3～C_4，和臂丛的肩胛背神经。

胸骨舌骨肌（图 2-27 和图 2-28）

部位：位于颈前正中线两侧。

起点：胸锁关节囊后面、胸骨柄和锁骨胸骨端的后面。

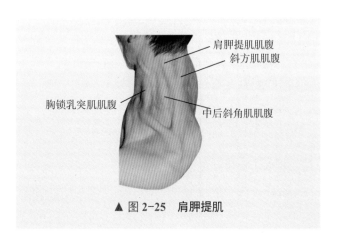

肩胛提肌肌腹

斜方肌肌腹

胸锁乳突肌肌腹

中后斜角肌肌腹

▲ 图 2-25　肩胛提肌

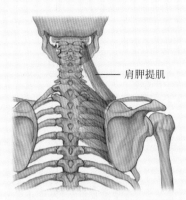

肩胛提肌

▲ 图 2-26　肩胛提肌解剖结构

止点：舌骨体内侧部。

运动功能：下降舌骨。

神经支配：颈襻（$C_1 \sim C_3$）。

肩胛舌骨肌（上腹肌）（图 2-27 和图 2-28）

部位：位于胸锁乳突肌深面，分为上下二腹。

起点：下腹起自肩胛骨上缘和肩胛横韧带。移

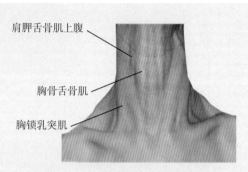

肩胛舌骨肌上腹

胸骨舌骨肌

胸锁乳突肌

▲ 图 2-27　胸骨舌骨肌、肩胛舌骨肌

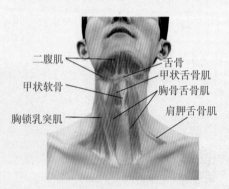

二腹肌

舌骨
甲状舌骨肌
胸骨舌骨肌

甲状软骨

胸锁乳突肌

肩胛舌骨肌

▲ 图 2-28　胸骨舌骨肌、肩胛舌骨肌解剖结构

行成中间腱斜向内上方转为上腹。

止点：舌骨体外侧部下缘。

运动功能：下降舌骨。

神经支配：颈襻（$C_1 \sim C_3$）。

提示：许多肌肉连接于舌骨上，舌骨上方称为舌骨上肌，下方的称为舌骨下肌。颞骨上的茎突位于下颌角和耳前乳突之间，茎突舌骨肌连接至茎突，此处常有压痛，但在茎突不要施加过大压力，以免骨折。

三、枕项部压痛点

枕外隆凸压痛点（图 2-28）

枕外隆凸下前方枕骨的骨面，为项韧带在枕骨后下方的附着处。枕外隆凸压痛点位于两侧项平面之间，其外缘各有一斜方肌上端的腱性组织附着，与项韧带紧密连接。

枕骨上项线和项平面压痛点（图 2-29）

枕骨后下方在上项线的内 1/3 段，系斜方肌附着处；此肌的深层为头半棘肌，附着于上项线和下项线之间的项平面；上项线外 1/2 段直到颞骨乳突附着的是胸锁乳突肌上端；其下方为自上项线直到乳突附着的头夹肌。该部位为密集的肌附着点，常因劳损出现压痛点，与颈肩痛、颈源性头痛、颈源性眩晕有密切关系。

颞骨乳突压痛点（图 2-29）

乳突前缘和外侧一直到上项线外 1/2 段附着的是胸锁乳突肌上端，此肌深层是头夹肌，其附着于乳突前缘和外侧直到上项线外 1/3 段。头夹肌的深层是头最长肌，附着于乳突后下缘。

颈椎棘突压痛点（图2-29）

压痛点位于颈椎棘突，多以第2～5颈椎压痛明显。检查者站在患者左侧，左手按患者的前额或下颌，以保持患者颈椎适度前凸，右手拇指按住患者左侧颈椎棘突段侧面软组织附着处，自第2～7颈椎顺次滑动逐一按压。

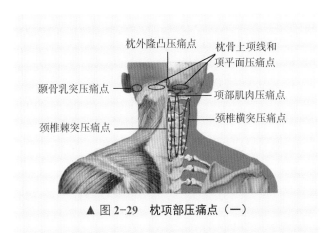

枕外隆凸压痛点

枕骨上项线和项平面压痛点

颞骨乳突压痛点

项部肌肉压痛点

颈椎横突压痛点

颈椎棘突压痛点

▲ 图2-29　枕项部压痛点（一）

颈椎横突压痛点（图 2-29）

用双手示指分别按在颈旁两侧所属的横突尖上，顺次滑动逐一按压，可查到压痛点。

项部肌肉压痛点（图 2-29）

在上述检查颈椎棘突压痛点位置上，检查者的拇指向外移，位于颈椎棘突和横突之间的部位，按住项部伸肌群的肌腹做滑动按压，可查到压痛点。

胸锁乳突肌下端压痛点（图 2-30）

检查者站在患者背后，双手拇指分别按住两侧胸骨柄上前方，做滑动按压；以后再按住锁骨内段上缘做滑动按压，均可查到压痛点。

前斜角肌压痛点（图 2-30）

检查者用拇指在患者锁骨上窝第 1 肋骨的斜角肌结节上，做滑动按压，可查到压痛点。

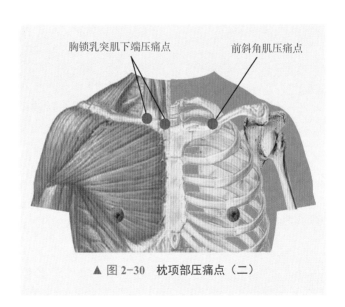

胸锁乳突肌下端压痛点　　　前斜角肌压痛点

▲ 图 2-30　枕项部压痛点（二）

第 3 章　躯干和骶骨

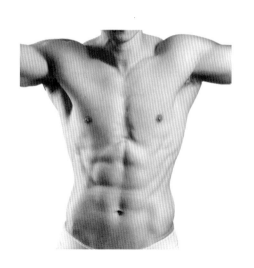

躯干和骶骨整体观（图 3-1 至图 3-4）。

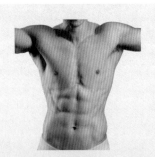

▲ 图 3-1　胸腹部整体正面观

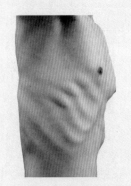

▲ 图 3-2　胸廓侧面观

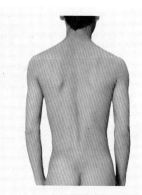

▲ 图 3-3　脊柱整体后面观

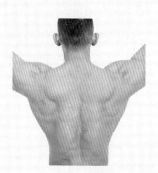

▲ 图 3-4　躯干后部肌群整体观

一、体表标志

胸骨（图 3-5 至图 3-7）

为一薄而狭长的长方形骨板，分为胸骨柄、胸骨体和剑突 3 个部分，上与胸骨柄相连形成胸骨角，下与剑突相接形成剑胸结合，两侧有第 2～7 肋软骨

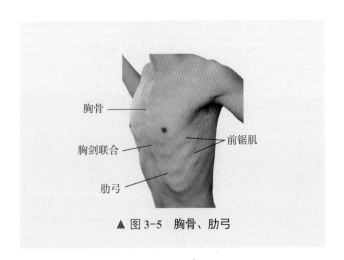

▲ 图 3-5　胸骨、肋弓

相连接的切迹。

肋弓（图 3-5 至图 3-8）

位于胸前壁下缘，从剑突两侧相邻的第 7 肋软骨起，分别向两侧的外下方呈弓状的延伸，直到第 12 肋尖，由第 7 肋至第 10 肋依次连结而成，又称肋缘。

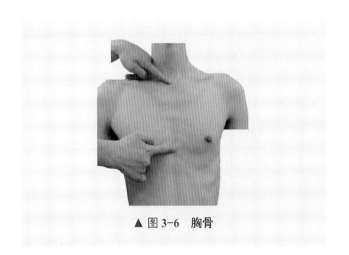

▲ 图 3-6　胸骨

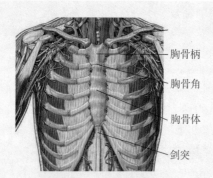

胸骨柄

胸骨角

胸骨体

剑突

▲ 图 3-7　胸骨解剖结构

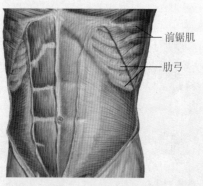

前锯肌

肋弓

▲ 图 3-8　肋弓解剖结构

白线（腹白线）（图 3-9 和图 3-10）

由腹前外侧壁 3 层扁肌的腱膜在腹前正中线上互相交织而成，介于左、右腹直肌鞘之间，上起剑突，下方止于耻骨联合。

半月线（图 3-9）

由腹前外侧壁 3 层扁肌的腱膜在腹前正中线上互相交织而成，介于左、右腹直肌鞘之间，上起剑突，下方止于耻骨联合。

胸椎棘突（图 3-11 和图 3-12）

由椎弓发出伸向后下，呈叠瓦状排列。

腰椎棘突（图 3-11 和图 3-13）

呈长方形扁板状，水平位伸向后方，末端增厚且位于皮下，相邻棘突间隙大而互不掩盖。

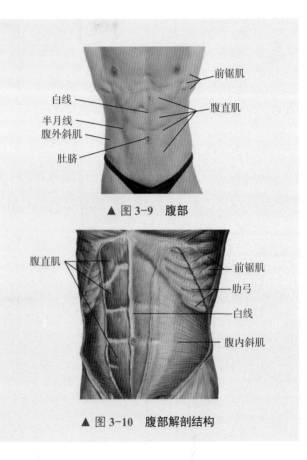

▲ 图 3-9　腹部

▲ 图 3-10　腹部解剖结构

第 3 章

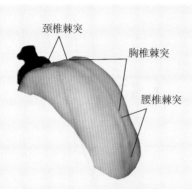

▲ 图 3-11　脊柱整体观

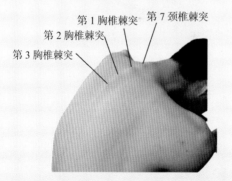

▲ 图 3-12　第 1 胸椎和第 7 颈椎棘突

骶正中嵴（图 3-14 和图 3-15）

骶骨后面的正中线上的一列纵行的隆起，由 3～4 个呈结节状的骶椎棘突愈合而成。

骶管裂孔和骶角（图 3-14 和图 3-15）

沿骶正中嵴向下，由第 4～5 骶椎后面的切迹与

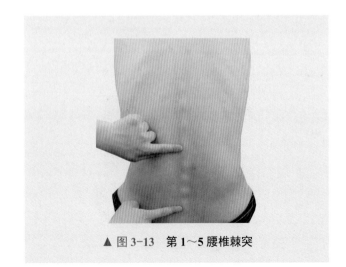

▲ 图 3-13　第 1～5 腰椎棘突

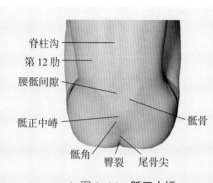

脊柱沟
第 12 肋
腰骶间隙
骶正中嵴
骶角
臀裂
尾骨尖
骶骨

▲ 图 3-14　骶正中嵴

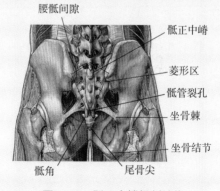

腰骶间隙
骶正中嵴
菱形区
骶管裂孔
坐骨棘
坐骨结节
骶角
尾骨尖

▲ 图 3-15　骶正中嵴解剖结构

尾骨围成的孔为骶管裂孔，为骶管下端的开口。该裂孔两侧向下突起为骶角，体表易于触及，是骶神经麻醉的进针定位标志。

臀裂（图3-14）

为两侧臀部在骶骨后面正中线上的纵行浅沟，该沟可作为骶管裂孔穿刺进针的定位标志。

菱形区（图3-15）

由第5腰椎棘突、两侧髂后上棘和尾骨尖所围成的菱形区域，当腰椎或骶、尾骨骨折或骨盆畸形时，此区可出现变形。

尾骨尖（图 3-14 和图 3-15）

位于骶骨下方，肛门后上方约 4cm 可触及。

脊柱沟（图 3-14）

即背部正中线上略微凹陷的纵沟，向上与项部正中沟相连续，容纳背部深层肌肉。在纵沟底部可触及部分颈椎和全部胸椎、腰椎及骶椎棘突，在其两侧为竖脊肌形成的纵行隆起。

第 12 肋（图 3-14）

第 12 肋位于胸廓后下方，其前端短而细，伸入腹侧壁肌层中，不与胸骨相连，故名浮肋，通常在竖脊肌的外侧皮下可触及第 12 肋的外侧端。

二、肌性标志

大菱形肌（图 3-16 和图 3-17）

部位：位于斜方肌的深面。

起点：第 1~4 胸椎棘突。

止点：肩胛骨脊柱缘。

运动功能：近固定时，使肩胛上提、后缩和下回旋；远固定时，两侧收缩使脊柱颈、胸段伸直。

神经支配：发自臂丛的肩胛背神经（C_2~C_6）及第 2~5 胸神经前支。此肌瘫痪时，肩胛骨脊柱缘翘起，呈翼状。

小菱形肌（图 3-16 和图 3-17）

部位：位于斜方肌的深面。

起点：第 6、7 颈椎棘突。

止点：肩胛骨脊柱缘的上部。

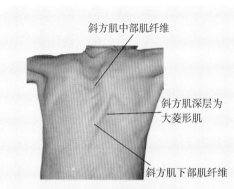

斜方肌中部肌纤维

斜方肌深层为
大菱形肌

斜方肌下部肌纤维

▲ 图 3-16　斜方肌和大菱形肌

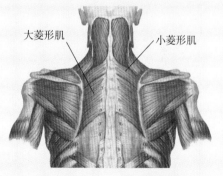

大菱形肌

小菱形肌

▲ 图 3-17　大、小菱形肌解剖结构

运动功能：近固定时，使肩胛上提、后缩和下回旋；远固定时，两侧收缩使脊柱颈、胸段伸直。

神经支配：发自臂丛的肩胛背神经（$C_2 \sim C_6$）。

竖脊肌（图 3-18 至图 3-21）

部位：纵列于脊柱两侧，为躯干背部深层长肌，其由棘肌、最长肌、髂肋肌三个部分组成。

起点：骶骨背面、腰椎棘突和髂嵴后部及胸腰筋膜。

止点：棘肌止于颈、胸椎棘突；最长肌止于颈、胸椎横突和颞骨乳突；髂肋肌止于肋骨的肋角。

运动功能：上固定时，使骨盆前倾；下固定时，两侧收缩时脊柱后伸并仰头，一侧收缩时脊柱向同侧侧屈。

神经支配：相应区域脊神经后支（C_1～L_1）。

练习方法：慢起倒立和负重屈伸。

背阔肌（图 3-22 至图 3-25）

部位：位于腰背部和胸部后外侧。

起点：第 7～12 胸椎棘突、全部腰椎棘突、骶

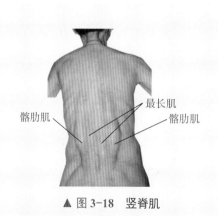

最长肌

髂肋肌　　髂肋肌

▲ 图 3-18　竖脊肌

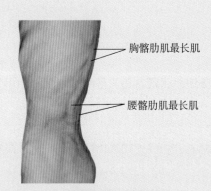

▲ 图 3-19　腰髂肋肌和胸最长肌

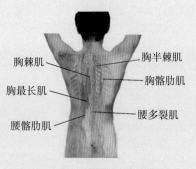

▲ 图 3-20　竖脊肌解剖结构

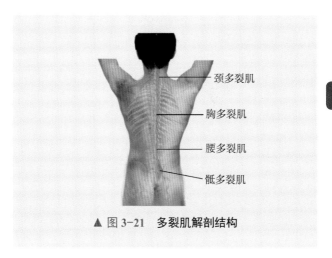

▲ 图 3-21　多裂肌解剖结构

正中嵴、髂嵴外侧唇后 1/3 和第 10～12 肋外面。

止点：肱骨小结节嵴。

运动功能：近固定时，使上臂在肩关节伸、内收和旋内；远固定时，上肢上举停止时，拉引躯干向上臂靠拢，提肋协助吸气。

神经支配：胸背神经（ C_6～C_8 ）。

练习方法：单杠引体向上、划船、向后或向身体侧拉拉力器。

前锯肌（图3-26）

部位：位于胸廓侧面。

起点：第1～8或9个肋骨外面。

止点：肩胛骨内侧缘及下角的前面。

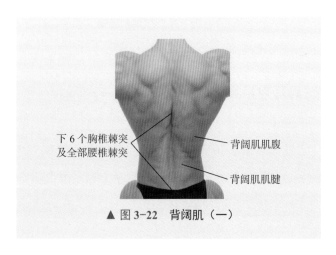

下6个胸椎棘突
及全部腰椎棘突

背阔肌肌腹

背阔肌肌腱

▲ 图3-22 背阔肌（一）

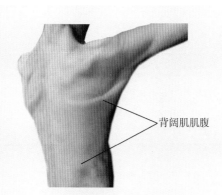

背阔肌肌腹

▲ 图 3-23　背阔肌（二）

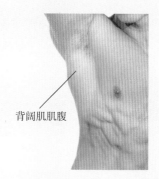

背阔肌肌腹

▲ 图 3-24　背阔肌（三）

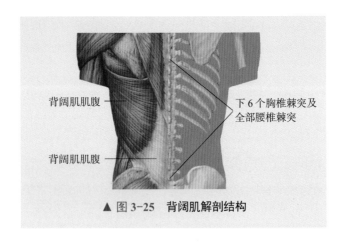

背阔肌肌腹

下 6 个胸椎棘突及
全部腰椎棘突

背阔肌肌腹

▲ 图 3-25　背阔肌解剖结构

运动功能：近固定（肋骨固定）时，使肩胛骨前伸、上回旋，该肌与斜方肌共同作用，能使上臂举到垂直部位；远固定（肩胛骨固定）时，下部纤维收缩可提升肋骨，协助吸气。

神经支配：发自臂丛的胸长神经（$C_5 \sim C_7$）。

练习方法：举重挺举，负重俯卧撑；推手倒立；

持哑铃侧上举；拳击沙包；拉橡皮筋向前上举。如图 2-20 所示。

腹直肌（图 3-27 和图 3-28）

部位：位于腹部前壁正中线两侧。

起点：耻骨结节和耻骨联合。

止点：第 5～7 肋软骨的前面和胸骨剑突。

运动功能：上固定时，两侧同时收缩，可使骨盆后倾或保持水平位收腹；下固定时，一侧收缩，协助脊柱侧屈，两侧同时收缩，使脊柱前屈。还可降肋骨协助呼气。

神经支配：第 7～12 对肋间神经、髂腹下神经。

练习方法：仰卧起坐、仰卧举腿、悬垂举腿；体操桥（下腰）；悬垂举腿抬臀、抗阻力仰卧举腿、抬足屈膝仰卧起坐、负重下斜仰卧起坐。

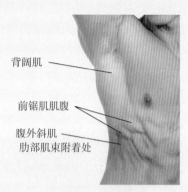

▲ 图 3-26　前锯肌

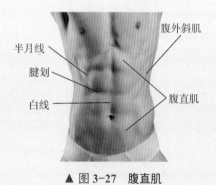

▲ 图 3-27　腹直肌

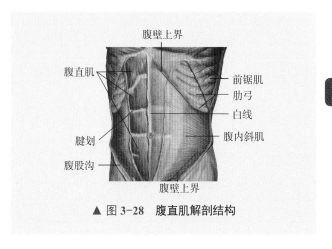

▲ 图 3-28　腹直肌解剖结构

腹直肌鞘（图 3-27 和图 3-28）

腹直肌鞘由腹外斜肌、腹内斜肌和腹横肌的三层腱膜构成，是几个节段样的囊状结构，其包裹着腹直肌。

腹壁上界（图 3-28）

位于胸廓下口，在腹壁上界从中线向两侧可触及胸骨的剑突、肋弓、第 11 及 12 肋游离端。

腹壁下界（图 3-28）

位于耻骨联合上缘、耻骨嵴、耻骨结节、腹股沟韧带、髂嵴一线，在下界可摸到耻骨联合的上缘、耻骨嵴、耻骨结节、髂前上棘和髂嵴等。

腹股沟（图 3-28）

位于髂前上棘与耻骨结节之间，是腹部和股前部在体表分界的浅沟，其深面有腹股沟韧带。

三、躯干和骶骨部压痛点

胸椎棘突压痛点（图 3-29）

患者俯卧，检查者拇指尖自第 1～12 胸椎的每一棘突端侧方的肌附着处顺次逐一检查，由棘突旁侧向前内方向进行滑动按压，该处出现无菌性炎症病变时，可查到压痛点。

胸椎后关节压痛点（图 3-29）

患者俯卧，检查者拇指尖自第 1 胸椎后关节开始，顺次垂直深压每一后关节直至第 12 胸椎椎板为止。若该处附着的肌腱组织出现无菌性炎症病变时，则滑动按压可查到压痛点。

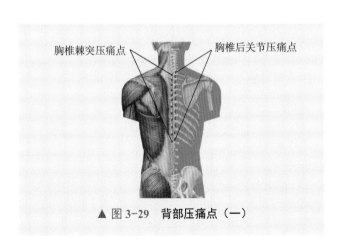

胸椎棘突压痛点　　　　　　　胸椎后关节压痛点

▲ 图 3-29　背部压痛点（一）

胸椎板压痛点（图 3-30）

患者取俯卧位，检查者用拇指尖对第 1 胸椎椎板，由上向下和由后向前方向逐一滑动按压直至第 12 胸椎椎板为止。椎板骨膜有无菌性炎症病变时会引起局限痛，可查到压痛点。

脊柱背伸肌群压痛点（图 3-30）

检查者用拇指沿椎板做逐一深压，横行滑动按压可查到压痛点。一般在第 5～6 胸椎、第 8～9 胸椎、第 11～12 胸椎椎板处压痛最为敏感。

第 2～4 腰椎横突压痛点（图 3-31）

患者取俯卧位，检查者两拇指分别按在两侧腰际，紧靠第 12 肋骨下缘位于第 2 腰椎横突部位，向内上方按压这一横突尖做滑动按压，可查到压痛点。上述方法两拇指按放在第 3、4 腰椎横突部位，向内下方顺次滑动按压两个横突尖，可查到压痛点。

第 12 肋骨下缘压痛点（图 3-31）

　　患者俯卧位，检查者站于患者右侧，在检查第 2 腰椎横突压痛点位置上，检查者拇指稍向上移，针对第 12 肋下缘，做滑动按压，可查到压痛点。

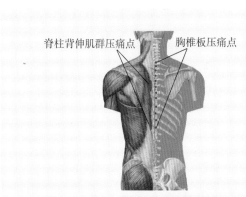

▲ 图 3-30　背部压痛点（二）

脊柱背伸肌群压痛点　　胸椎板压痛点

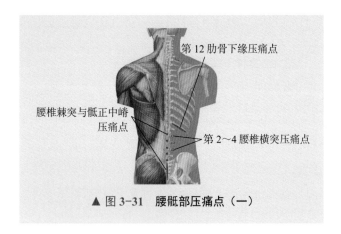

第12肋骨下缘压痛点

腰椎棘突与骶正中嵴
压痛点

第2~4腰椎横突压痛点

▲ 图3-31　腰骶部压痛点（一）

腰椎棘突与骶正中嵴压痛点（图3-31）

患者俯卧位，检查者用拇指自第12胸椎至第5骶椎沿每一棘突端与骶正中嵴的两旁，向前向内方向滑动按压，可查到压痛点，一般以第4腰椎棘突至第1骶椎骶正中嵴的压痛多见。

骶棘肌下外端附着处压痛点（图3-32）

患者俯卧，检查者拇指沿髂嵴的腰三角区

开始，向内至髂后上嵴内缘，再向下至骶髂关节内缘，针对此肌附着处，做滑动按压，可查到压痛点。

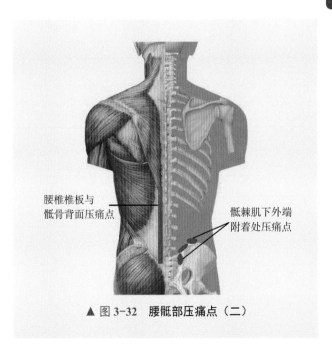

腰椎椎板与
骶骨背面压痛点

骶棘肌下外端
附着处压痛点

▲ 图 3-32　腰骶部压痛点（二）

腰椎椎板与骶骨背面压痛点（图 3-32）

患者俯卧，拇指自第 11 胸椎椎板至第 1 骶椎背面的每一节上，顺次逐一深压腰部深肌层，可查到压痛点。

第4章 肩　部

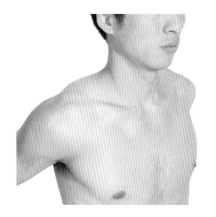

肩部整体观（图 4-1 至图 4-4）。

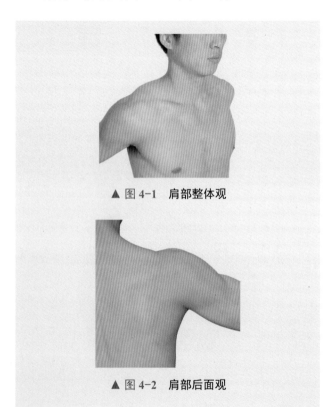

▲ 图 4-1　肩部整体观

▲ 图 4-2　肩部后面观

第 4 章

一、体表标志

锁骨（图 4-3 和图 4-4）

为扁长骨，属于上肢带骨，横位于胸骨柄与肩峰之间，上面观弯曲呈 S 形，内凸外凹，分为上下两面，全长位于皮下。

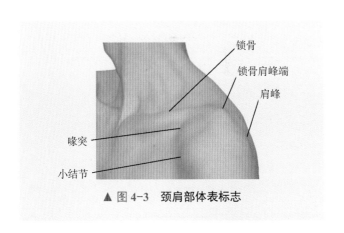

▲ 图 4-3　颈肩部体表标志

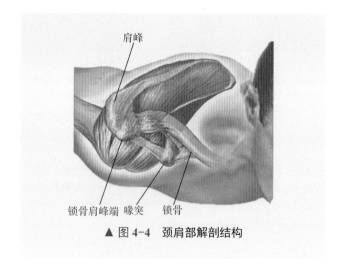

肩峰

锁骨肩峰端　喙突　锁骨

▲ 图 4-4　颈肩部解剖结构

锁骨上大窝（图 4-5）

又名锁骨上窝，是位于锁骨中段后方的一个三角形凹陷。

锁骨上小窝（图 4-5）

又称胸锁乳突肌三角，锁骨内侧端上缘，为

胸锁乳突肌胸骨头和锁骨头之间的一个三角形的小窝，以锁骨为底，胸锁乳突肌锁骨端、胸骨端为边。

肩胛骨（图 4-5）

扁平三角形骨，位于胸廓后面的外上方，高度介于第 2~7 肋之间。有 2 个面、3 个角和 3 个缘。

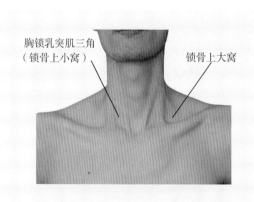

▲ 图 4-5　胸锁乳突肌三角、锁骨上大窝

肩峰（图 4-3，图 4-4，图 4-6，图 4-8）

肩胛冈的外侧端，向前外伸展的扁平突起。

肩胛冈（图 4-6 至图 4-8）

肩胛骨背面的一条横行骨嵴，是一条横断面为三角形的骨性隆起带。

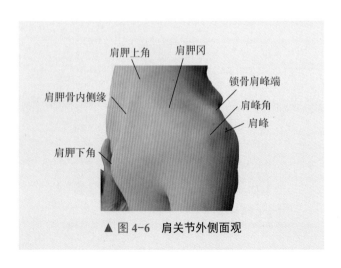

▲ 图 4-6　肩关节外侧面观

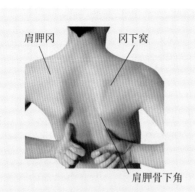

肩胛冈　　　冈下窝

肩胛骨下角

▲ 图 4-7　肩胛骨

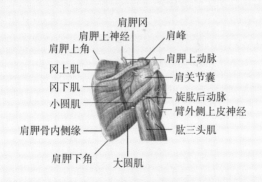

肩胛冈
肩胛上神经　　　肩峰
肩胛上角　　　　　　　肩胛上动脉
冈上肌　　　　　　　　肩关节囊
冈下肌　　　　　　　　旋肱后动脉
小圆肌　　　　　　　　臂外侧上皮神经
肩胛骨内侧缘　　　　　肱三头肌
肩胛下角　　　大圆肌

▲ 图 4-8　肩关节解剖结构

喙突（图4-3，图4-4，图4-9）

肩胛骨上缘外侧向外的延伸，是一个弯曲向前外方的指状突起。

结节间沟（图4-10至图4-12）

肱骨大小结节间的一条纵沟，沟的上部较深，下部较浅，沟内有肱二头肌长头腱通过。

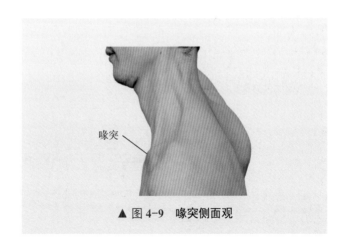

喙突

▲ 图4-9　喙突侧面观

第 4 章

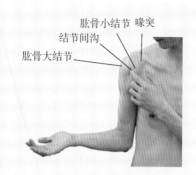

▲ 图 4-10 结节间沟（一）

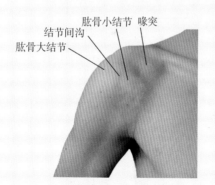

▲ 图 4-11 结节间沟（二）

肱骨大结节（图 4-10 至图 4-12）

位于肱骨上端的外侧，该结节突出于肩峰外上方，为肩部最外之骨性隆起。触摸大结节时，一手拇指按于肩峰下、肱骨上端的最外侧，另一手握其上臂旋转，此时拇指即可感到肱骨大结节在厚实的三角肌下隆起和滚动。

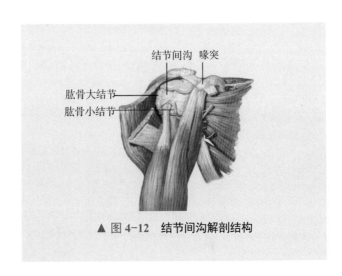

结节间沟　喙突
肱骨大结节
肱骨小结节

▲ 图 4-12　结节间沟解剖结构

肱骨小结节（图 4-10 至图 4-12）

位于肱骨上端前方，喙突尖端外侧约 2.5cm 处的稍下方。置指尖于该处，旋转肱骨即可触及小结节在指下滚动，小结节相当于肱骨头的中心，有肩胛下肌附着，向下移行为小结节嵴。

二、肌性标志

胸大肌（图 4-13 至图 4-14）

部位：位于胸廓前上部浅层，分为锁骨部、胸肋部和腹部三部分。

起点：锁骨的内侧半、胸骨和第 1～6 肋软骨，腹部起自腹直肌鞘前层。

止点：肱骨大结节下方的骨嵴（锁骨部和腹部肌束上下交叉）。

运动功能：近固定时，使上臂在肩关节处屈曲、内收和旋内；远固定时，上肢上举固定时，可拉引躯干向上臂靠拢。

神经支配：锁骨下神经（$C_4 \sim C_6$），胸内、外侧神经（$C_5 \sim T_1$）。

练习方法：双杆支撑摆动双臂屈伸，平卧推举，引体向上，仰卧直臂负重内收外展，夹胸扩胸组合，负重双杆支撑双臂屈伸，侧下拉力器，足高位俯卧撑，上斜卧推举。

胸小肌（图 4-15 和图 4-16）

部位：位于胸大肌深面。

起点：第 3～5 肋骨前面。

止点：肩胛骨喙突。

运动功能：近固定时，拉引肩胛骨前伸、下降和回旋；远固定时，上提肋协助吸气。

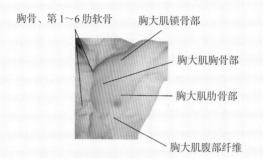

▲ 图 4-13 胸大肌

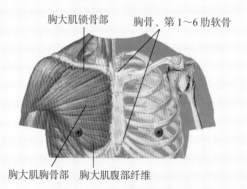

▲ 图 4-14 胸大肌解剖结构

神经支配：胸内、外侧神经（$C_7 \sim T_1$）。

提示：臂神经丛从胸小肌的喙突连接处的下方通过，因此，当胸小肌紧张可能累及此神经而引起上臂麻木，尤其是抬高上臂时。另外，在腋窝处臂部主要神经和血管从此处通过，操作时应当注意。

肩胛下肌（图 4-17 和图 4-18）

部位：位于肩胛骨前面的肩胛下窝内，为多羽肌。

起点：肩胛下窝。

止点：肱骨小结节。

运动功能：近固定时，使上臂内旋、内收和伸。

神经支配：发自臂丛的肩胛下神经（$C_5 \sim C_7$）。

第
4
章

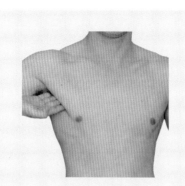

▲ 图 4-15　胸小肌

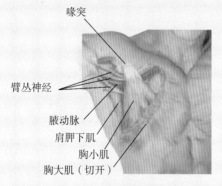

喙突

臂丛神经

腋动脉

肩胛下肌

胸小肌

胸大肌（切开）

▲ 图 4-16　胸小肌解剖结构

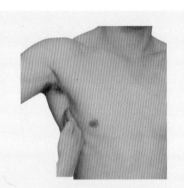

▲ 图 4-17　肩胛下肌

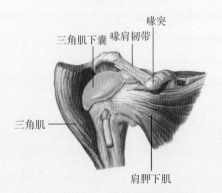

▲ 图 4-18　肩胛下肌解剖结构

冈上肌（图 4-19）

部位：位于肩胛骨冈上窝内。

起点：肩胛骨冈上窝。

止点：肱骨大结节上部。

运动功能：近固定时，使上臂外展。

神经支配：发自臂丛的肩胛上神经（C_5～C_6）。

第4章

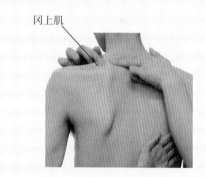

冈上肌

▲ 图 4-19 冈上肌

冈下肌（图 4-20）

部位：位于肩胛骨冈下窝内。

起点：肩胛骨冈下窝。

止点：肱骨大结节中部。

运动功能：近固定时，使上臂外旋、内收，伸。

神经支配：发自臂丛的肩胛上神经（$C_5 \sim C_6$）。

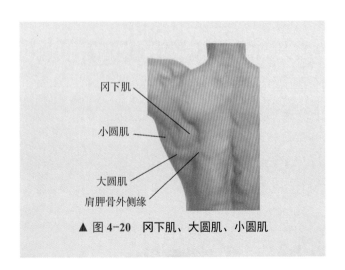

冈下肌

小圆肌

大圆肌

肩胛骨外侧缘

▲ 图 4-20　冈下肌、大圆肌、小圆肌

小圆肌（图 4-20）

部位：位于冈下肌下方。

起点：肩胛骨外侧缘背面。

止点：肱骨大结节下部。

运动功能：近固定时，使上臂外旋、内收和伸。

神经支配：发自臂丛的腋神经（C_5～C_7）。

大圆肌（图 4-20）

部位：位于肩胛冈下方，小圆肌之下。

起点：肩胛骨外侧缘下角。

止点：肱骨小结节嵴。

运动功能：近固定时，使上臂内旋、内收和后伸。

神经支配：发自臂丛的肩胛下神经（C_5～C_7）。

三角肌（图 4-21）

部位：位于肩部皮下，为多羽肌，分为前、中、后三个肌束。肩袖由冈上肌、冈下肌、小圆肌和肩胛下肌 4 块肌肉的肌腱所组成相连的腱板，分别止于肱骨大结节，形成与关节囊紧密相连的结构。

起点：前部起自锁骨外侧、中部起自肩峰和外侧起自肩胛冈。

止点：肱骨外侧三角肌粗隆。

运动功能：近固定时，前部纤维收缩使上臂在肩关节处屈和旋内；中部纤维收缩使上臂外展；后部纤维收缩使上臂在肩关节处伸和旋外；整体收缩，可使上臂外展。

神经支配：发自臂丛的腋神经（$C_4 \sim C_6$）。

练习方法：胸前提杠铃（前部纤维）、宽手倒立（后部纤维）、屈肘外展肩推举哑铃、颈后推举、直臂持哑铃拉举或直臂外展上举、持哑铃前平举。

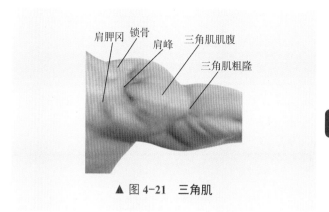

肩胛冈　锁骨　肩峰　三角肌肌腹

三角肌粗隆

▲ 图 4-21　三角肌

三、肩部压痛点

肩胛提肌止点处压痛点（图 4-22）

位于肩胛骨内角。检查者用双手拇指分别按住患者肩胛骨内角肌肉附着处，由内向外滑动按压，可查到压痛点。

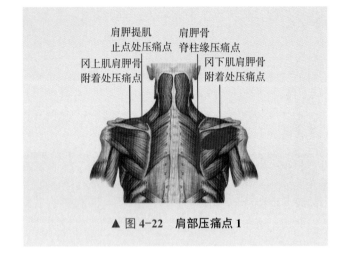

肩胛提肌　　　肩胛骨
止点处压痛点　脊柱缘压痛点
冈上肌肩胛骨　　　冈下肌肩胛骨
附着处压痛点　　　附着处压痛点

▲ 图 4-22　肩部压痛点 1

肩胛骨脊柱缘压痛点（图 4-22）

位于肩胛骨的脊柱缘。检查者站在患者左侧，用左手按住患者右肩关节使其固定制动，第 2～5 右手指放置在患者右侧腋缘部位，拇指按住右侧肩胛骨脊柱缘下滑，可查到压痛点。

冈上肌肩胛骨附着处压痛点（图 4-22）

位于冈上窝。以右侧为例，检查者站在患者右侧，用右手拇指按住患者右侧冈上窝，垂直骨面做滑动按压，可查到压痛点。

冈下肌肩胛骨附着处压痛点（图 4-22）

位于冈下窝。检查者站在患者右侧，右手按住患者右肩制动，左手 2~5 指扣住肩胛骨脊柱缘，拇指按在冈下窝，当拇指针对冈下肌附着处做滑动按压，可查到压痛点。

斜方肌肩胛骨附着处压痛点（图 4-23）

位于肩胛冈上缘。在上述压痛点检查位置上，检查者拇指移向肩胛冈上缘，自内向外做滑动按压，可查到压痛点。

大圆肌肩胛骨附着处压痛点（图4-23）

位于肩胛骨腋缘下 1/3 段的背面。在冈下肌压痛点的检查位置上，检查者将手下移至肩胛骨腋缘下 1/3 段的背面，在大圆肌附着处滑动按压可查到压痛点。

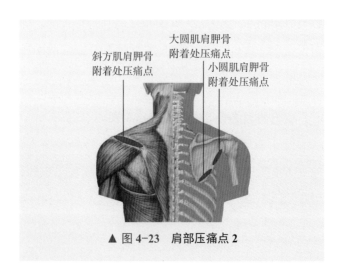

斜方肌肩胛骨
附着处压痛点

大圆肌肩胛骨
附着处压痛点

小圆肌肩胛骨
附着处压痛点

▲ 图 4-23 肩部压痛点 2

小圆肌肩胛骨附着处压痛点（图 4-23）

位于肩胛骨腋缘上 2/3 段的背面。检查者右手握住患者前臂近端，使肩关节垂直位，左手 2～5 指扣住肩胛骨脊柱缘，拇指按住腋缘，并沿腋缘上 2/3 段的背面做滑动按压时可查到压痛点。

肩胛骨喙突压痛点（图 4-24）

位于喙突部。检查者滑动按压喙突处可查到压痛点。

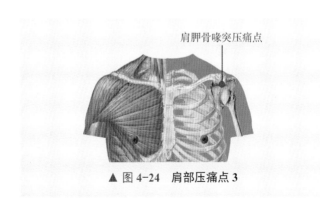

肩胛骨喙突压痛点

▲ 图 4-24　肩部压痛点 3

第5章 臂 部

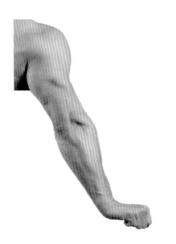

臂部整体观（图 5-1 和图 5-2）。

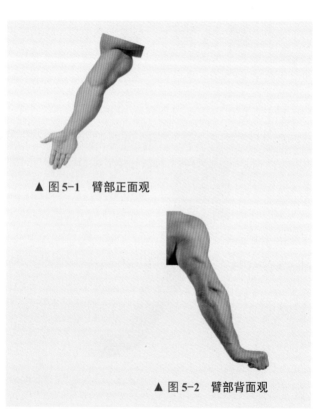

▲ 图 5-1　臂部正面观

▲ 图 5-2　臂部背面观

一、体表标志

肱二头肌内、外侧沟（图 5-3）

肱二头肌的内、外侧缘各有一纵行的浅沟，分别称为肱二头肌内侧沟、外侧沟。肱二头肌内侧沟较明显，内有肱血管、正中神经、尺神经等通过。

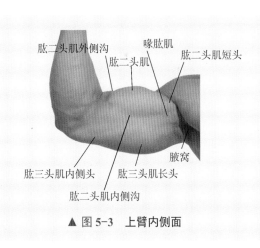

▲ 图 5-3　上臂内侧面

腋窝（图 5-3）

为胸部外侧与上臂之间的凹陷，位于肩部的下方。其前壁主要由胸大肌构成，后壁主要由大圆肌和背阔肌构成。当上肢下垂时，用手伸入腋窝可辨别其前、后壁及前、后缘。

腋前襞、腋后襞（图 5-6 和图 5-9）

上肢下垂时，在腋窝前壁，上臂皮肤与胸部皮肤交界处为腋前襞；在腋窝后壁，上臂皮肤与背部皮肤交界处为腋后襞。

二、肌性标志

肱二头肌（图 5-3 至图 5-5）

部位：位于上臂前面，有长、短两头。

起点：长头，以长腱起自肩胛骨盂上结节；短头，起自肩胛骨喙突。

止点：肌腱止于桡骨粗隆，腱膜止于前臂筋膜。

运动功能：近固定时，使上臂在肩关节处屈（长头），使前臂可在肘关节处屈和旋外；远固定时，使上臂向前臂靠拢。

神经支配：发自臂丛的肌皮神经（C_5～C_7）。

练习方法：持杠铃前平举、持杠铃屈肘托举、引体向上、斜拉重锤、负重引体向上、斜卧弯举、拉皮筋头前举、持杠铃屈肘托举、阿诺德式弯举。

喙肱肌（图 5-3 和图 5-4）

部位：位于肱二头肌短头深面。

起点：肩胛骨喙突。

止点：肱骨中部内侧。

运动功能：近固定时，使上臂在肩关节处屈和

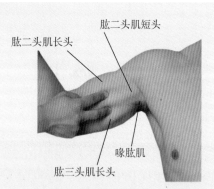

肱二头肌短头

肱二头肌长头

喙肱肌

肱三头肌长头

▲ 图 5-4 肱二头肌短头、喙肱肌

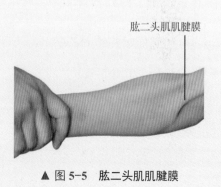

肱二头肌肌腱膜

▲ 图 5-5 肱二头肌肌腱膜

内收。

神经支配：发自臂丛的肌皮神经（$C_5 \sim C_7$）。

练习方法：同肱二头肌。

肱三头肌（图 5-6 至图 5-10）

部位：位于上臂后面，有长头、外侧头和内侧头三个头。

起点：长头起自肩胛骨的盂下结节；外侧头起自肱骨后面桡神经沟外上方；内侧头起自桡神经沟内下方。

止点：尺骨鹰嘴的上缘和两侧缘；尺骨后面上1/4。

运动功能：近固定时，使上臂在肩关节处伸（长头）；远固定时，使上臂在肘关节处伸（如倒立）。

神经支配：发自臂丛桡神经（$C_6 \sim C_8$）。

练习方法：倒立、支架俯卧撑、负重直臂后伸、向前拉皮筋、颈后单臂负重屈伸、双杠支撑双臂屈伸、颈后弯举、持哑铃俯立臂屈伸、卧推杠铃、仰卧撑。

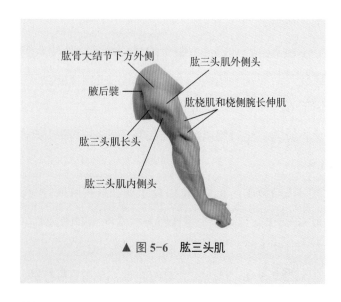

▲ 图5-6　肱三头肌

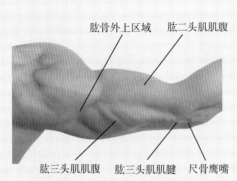

▲ 图 5-7 肱三头肌肌腱（一）

肱骨外上区域　肱二头肌肌腹

肱三头肌肌腹　肱三头肌肌腱　尺骨鹰嘴

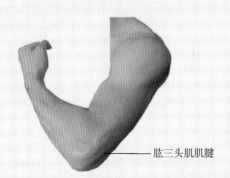

肱三头肌肌腱

▲ 图 5-8 肱三头肌肌腱（二）

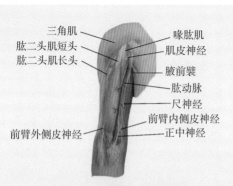

三角肌
肱二头肌短头
肱二头肌长头
喙肱肌
肌皮神经
腋前襞
肱动脉
尺神经
前臂内侧皮神经
前臂外侧皮神经
正中神经

▲ 图 5-9　臂前面解剖结构

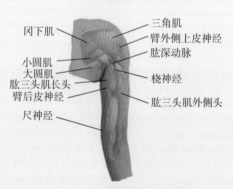

冈下肌
三角肌
臂外侧上皮神经
肱深动脉
小圆肌
大圆肌
肱三头肌长头
臂后皮神经
桡神经
肱三头肌外侧头
尺神经

▲ 图 5-10　臂后面解剖结构

第6章　肘　部

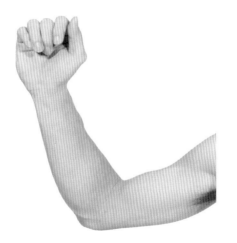

肘部整体观（图 6-1 至图 6-4）。

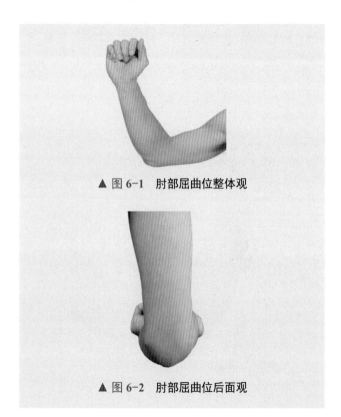

▲ 图 6-1　肘部屈曲位整体观

▲ 图 6-2　肘部屈曲位后面观

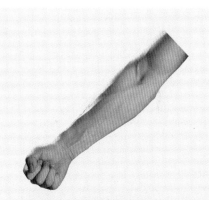

▲ 图 6-3　肘部整体观伸直位（一）

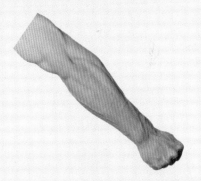

▲ 图 6-4　肘部整体观伸直位（二）

一、体表标志

肱骨外上髁（图 6-5）

位于肱骨下端的外侧，肱骨小头的外上方。外上髁未包于关节囊内，其前外侧有一浅压迹，为前臂伸肌总腱的起始部。

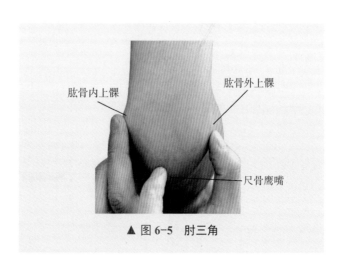

▲ 图 6-5　肘三角

肱骨内上髁（图 6-5）

肱骨下端滑车内侧的骨性突起，大而显著。

尺骨鹰嘴（图 6-5）

位于尺骨上端后面的骨性隆起，是肘关节背面正中的最高骨性突起。

提示：屈肘时，尺骨鹰嘴与肱骨内、外上髁三个骨性标志形成一个底边在上的等腰三角形即肘后三角，肘关节伸直时，三个骨性标志在同一水平线上成为肘后直线。

桡骨小头（图 6-6）

位于桡骨近端，是肘关节重要的组成部分。它被环状韧带包裹，围绕耻骨旋转运动，使前臂进行旋前旋后的动作。

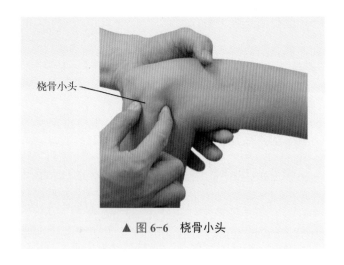

桡骨小头

▲ 图 6-6　桡骨小头

尺神经沟（图 6-7）

位于肱骨内上髁后方及尺骨鹰嘴之间，尺神经在其内通过。

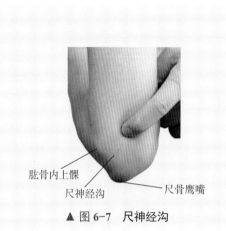

肱骨内上髁

尺神经沟

尺骨鹰嘴

▲ 图 6-7　尺神经沟

二、肘部压痛点

肱骨内上髁与尺神经沟压痛点（图 6-9）

检查者拇指在肱骨内上髁针对肌附着处骨面做滑动按压，或在尺神经沟处按压，可查到压痛点。

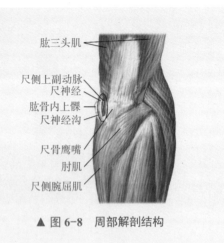

肱三头肌

尺侧上副动脉
尺神经
肱骨内上髁
尺神经沟

尺骨鹰嘴
肘肌
尺侧腕屈肌

▲ 图 6-8　周部解剖结构

肱骨外上髁压痛点（图 6-9）

检查者拇指分别在肱骨外上髁、桡骨小头的环韧带与肱骨外缘肘关节囊屈侧附着处滑动按压，可查到压痛点。

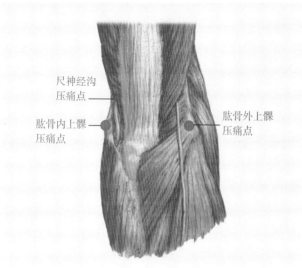

尺神经沟
压痛点

肱骨内上髁
压痛点

肱骨外上髁
压痛点

▲ 图 6-9 肘部压痛点

第 7 章 　 前 臂 部

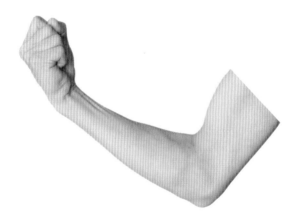

前臂部整体观（图 7-1 和图 7-2）。

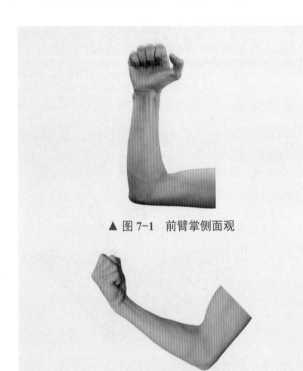

▲ 图 7-1　前臂掌侧面观

▲ 图 7-2　前臂内侧面观

肌性标志

桡侧腕长伸肌（图 7-3，图 7-4，图 7-12）

部位：位于前臂后侧。

起点：肱骨外上髁。

止点：第 2 掌骨底背面。

运动功能：近固定时，伸腕，并与桡侧腕屈肌协同使手外展。

神经支配：发自臂丛的桡神经（$C_6 \sim C_8$）。

练习方法：正握哑铃屈伸、持哑铃屈肘腕收展、阻抗屈肘伸腕及直臂正握杠铃。

桡侧腕短伸肌（图 7-4 和图 7-12）

部位：位于前臂后侧。

起点：肱骨外上髁。

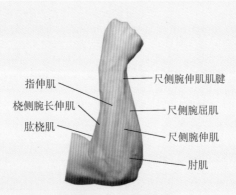

指伸肌

桡侧腕长伸肌

肱桡肌

尺侧腕伸肌肌腱

尺侧腕屈肌

尺侧腕伸肌

肘肌

▲ 图 7-3　前臂伸肌群

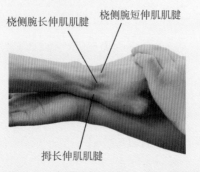

桡侧腕长伸肌肌腱

桡侧腕短伸肌肌腱

拇长伸肌肌腱

▲ 图 7-4　桡侧腕长伸肌腱、拇长伸肌腱

止点：第 3 掌骨底背面。

运动功能：同桡侧腕长伸肌。

神经支配：发自臂丛的桡神经（C_6～C_8）。

练习方法：同上。

指伸肌（图 7-3，图 7-5，图 7-7，图 7-12）

部位：位于前臂后侧。

起点：肱骨外上髁。

止点：肌腹移行成 4 条肌腱，止于第 2～5 指中节、远节指骨底。

运动功能：近固定时，伸指并协助伸腕。

神经支配：发自臂丛的桡神经（C_6～C_8）。

练习方法：同上。

小指伸肌（图 7-5，图 7-6，图 7-12）

部位：位于前臂后侧。

起点：肱骨外上髁。

止点：小指指背腱膜。

运动功能：近固定时，伸小指。

神经支配：发自臂丛的桡神经（$C_6 \sim C_8$）。

练习方法：同上。

尺侧腕伸肌（图 7-3，图 7-8，图 7-12）

部位：位于前臂后侧。

起点：肱骨外上髁、前臂筋膜和尺骨后缘。

止点：第 5 掌骨底。

运动功能：近固定时，伸腕，并与桡侧腕屈肌协同使手内收。

神经支配：发自臂丛的桡神经（$C_6 \sim C_8$）。

练习方法：同上。

肘肌（图 7-3，图 7-5，图 7-12）

部位：位于前臂后侧。

起点：肱骨外上髁。

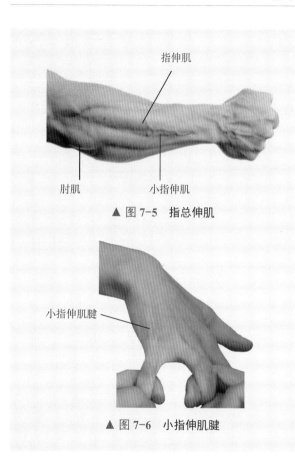

指伸肌

肘肌

小指伸肌

▲ 图 7-5 指总伸肌

小指伸肌腱

▲ 图 7-6 小指伸肌腱

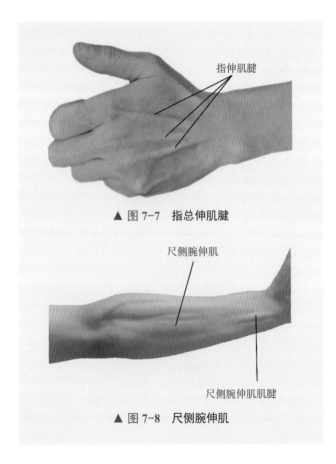

指伸肌腱

▲ 图 7-7　指总伸肌腱

尺侧腕伸肌

尺侧腕伸肌肌腱

▲ 图 7-8　尺侧腕伸肌

止点：尺骨鹰嘴。

运动功能：协助肱三头肌伸肘。

神经支配：发自臂丛的桡神经（$C_6 \sim C_8$）。

练习方法：同上。

旋前圆肌（图 7-10）

部位：位于前臂前部。

起点：肱骨内上髁、尺骨冠突。

止点：桡骨中部后外面。

运动功能：近固定时，伸腕，并与桡侧腕屈肌协同使手外展。

神经支配：发自臂丛的正中神经（$C_6 \sim C_7$）。

练习方法：直臂反握杠铃、反握杠铃腕部屈伸、负重屈肘静力悬垂、直臂提沙袋、掰手腕。

桡侧腕屈肌（图 7-9 至图 7-11）

部位：位于前臂前部。

起点：肱骨内上髁、前臂筋膜。

止点：第 2 掌骨底前面。

运动功能：近固定时，屈肘、屈腕、手外展。

神经支配：发自臂丛的正中神经（$C_6 \sim C_7$）。

练习方法：同上。

掌长肌（图 7-9）

部位：位于前臂前部。

起点：肱骨内上髁、前臂筋膜。

止点：移行于手掌皮下的掌腱膜。

运动功能：近固定时，屈腕，并拉紧腱膜，以防长时间抓握后使手掌侧血管和神经受压。

神经支配：发自臂丛的正中神经（$C_6 \sim C_7$）。

练习方法：同上。

指浅屈肌（图 7-9）

部位：位于前臂前部。

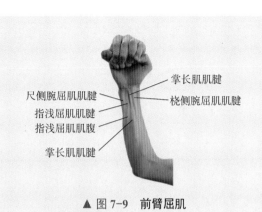

掌长肌肌腱

尺侧腕屈肌肌腱

桡侧腕屈肌肌腱

指浅屈肌肌腱

指浅屈肌肌腹

掌长肌肌腱

▲ 图 7-9　前臂屈肌

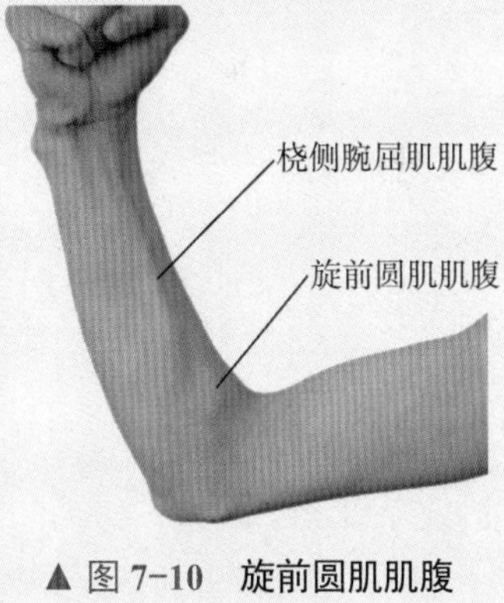

桡侧腕屈肌肌腹

旋前圆肌肌腹

▲ 图 7-10　旋前圆肌肌腹

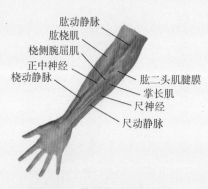

肱动静脉
肱桡肌
桡侧腕屈肌
正中神经
桡动静脉
肱二头肌腱膜
掌长肌
尺神经
尺动静脉

▲ 图 7-11　前臂前面解剖结构

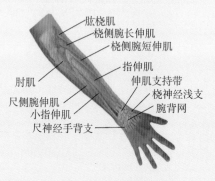

肱桡肌
桡侧腕长伸肌
桡侧腕短伸肌
指伸肌
伸肌支持带
桡神经浅支
腕背网
肘肌
尺侧腕伸肌
小指伸肌
尺神经手背支

▲ 图 7-12　前臂背面解剖结构

起点：肱骨内上髁；尺桡骨前面。

止点：第2～5指中节指骨底的两侧。

运动功能：近固定时，屈肘、屈腕以及屈第2～5指的掌指关节和近节指间关节。

神经支配：发自臂丛的正中神经（C_6～T_1）。

练习方法：同上。

尺侧腕屈肌（图7-3和图7-9）

部位：位于前臂前部。

起点：肱骨内上髁、前臂筋膜。

止点：豌豆骨。

运动功能：近固定时，屈腕和内收腕。

神经支配：发自臂丛的尺神经（C_8～T_1）。

练习方法：同上。

第 8 章 腕和手部

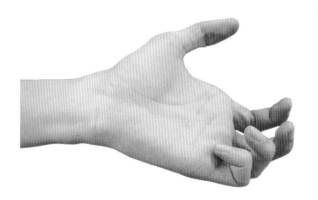

腕和手部整体观（图 8-1 至图 8-4）。

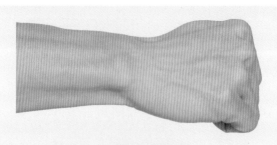

▲ 图 8-1　腕和手部整体观（一）

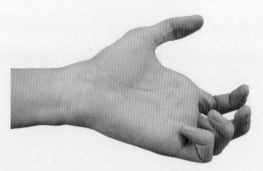

▲ 图 8-2　腕和手部整体观（二）

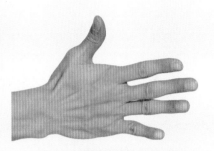

▲ 图 8-3　腕和手部整体观（三）

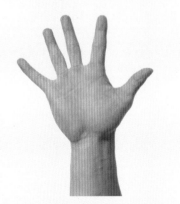

▲ 图 8-4　腕和手部整体观（四）

一、体表标志

桡骨茎突（图 8-6）

桡骨下端特别膨大，前凹后凸，近似立方形，外侧面向下突出，为桡骨茎突。

桡骨背侧结节（图 8-6）

又称 Lister 结节，在腕的背侧面，桡骨下端背面可触及。

尺骨茎突（图 8-7 和图 8-8）

尺骨下端狭小，呈圆柱形，末端较为膨大，尺骨的背内侧向下突起为尺骨茎突。

腕尺、桡侧隆起（图 8-9）

腕尺侧隆起位于腕前尺侧的皮下，后伸腕关节明显隆起，深面为豌豆骨；腕桡侧隆起位于腕前桡侧的皮下，后伸腕关节明显隆起，深面为手舟骨。

头状骨（图 8-5 和图 8-7）

位于中心，是最大的腕骨，上部鼓起的头、下部的体和二者之间过渡的颈，近端与舟骨及月骨相关节，远端与中间三个腕骨相关节，尺侧与小多角骨相关节，桡侧与钩状骨相关节。

三角骨（图 8-5 和图 8-8）

呈底在上外侧的锥形，与尺骨通过纤维软骨相关节，形似三角形，位于月骨与钩骨之间，并与两骨形成关节。

舟骨（图 8-5 和图 8-9）

近排腕骨中最大的骨，靠近排桡侧，不规则，

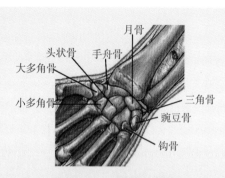

月骨

头状骨　手舟骨

大多角骨

小多角骨

三角骨

豌豆骨

钩骨

▲ 图 8-5　腕部解剖结构

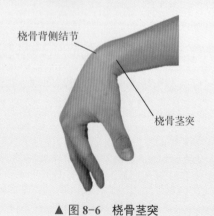

桡骨背侧结节

桡骨茎突

▲ 图 8-6　桡骨茎突

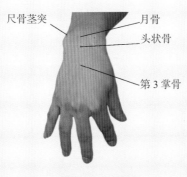

尺骨茎突　　　　　　　月骨

头状骨

第 3 掌骨

▲ 图 8-7　头状骨

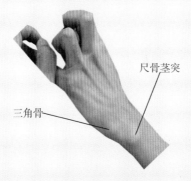

尺骨茎突

三角骨

▲ 图 8-8　三角骨

第8章

背面狭长，粗糙不平，与桡骨成关节。

月骨（图 8-5）

腕骨中第二块，近端与桡骨月面相关节，是唯一的掌侧大背侧小的骨头，月骨外形上呈半圆形，侧面观为半月状。

大多角骨（图 8-5 和图 8-10）

为远侧腕骨桡侧重要的腕骨，似楔形，近端与舟骨、远端通过两个被骨嵴分开的关节面与第 1、2 掌骨相关节。大多角骨结节形成前外侧桡侧屈肌腱通道，此结节有屈肌支持韧带附着。

小多角骨（图 8-5 和图 8-11）

与四块腕骨相关节，为远侧腕骨中最小者，似楔形。

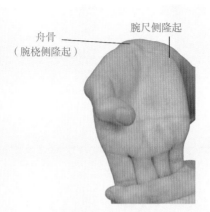

舟骨
（腕桡侧隆起）

腕尺侧隆起

▲ 图 8-9　舟骨

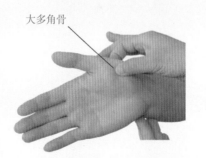

大多角骨

▲ 图 8-10　大多角骨

豌豆骨（图 8-5 和图 8-12）

为尺侧腕屈肌腱内籽骨，与三角骨前面相关节，为腕骨中最小的。掌侧面粗糙而凸隆，为腕横韧带、尺侧腕屈肌、小指展肌、豆掌韧带及豆钩韧带的附着部。

钩骨（图 8-5，图 8-13，图 8-14）

为远排腕骨桡侧最重要的骨，近端与月骨和三角骨相关节，远端与尺侧两个掌骨相关节，尺侧与头状骨相关节，其掌侧面有特征性的钩状突起，有屈肌支持带、小鱼际肌和纤维附着。

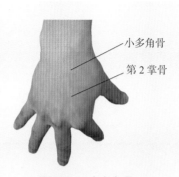

小多角骨
第 2 掌骨

▲ 图 8-11　小多角骨

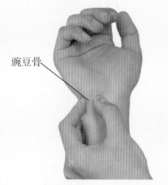

豌豆骨

▲ 图 8-12　豌豆骨

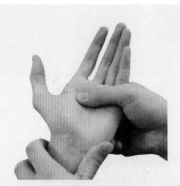

▲ 图 8-13 钩骨（一）

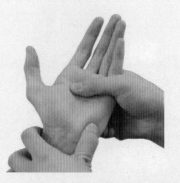

▲ 图 8-14 钩骨（二）

掌骨（图 8-11 和图 8-15）

掌骨共有 5 块，为小型长骨，由桡侧向尺侧，依次为第 1～5 掌骨，每块掌骨的近侧端为底，接腕骨；远侧端为头，呈球形。

腕掌侧横纹（图 8-16）

屈腕时，在腕掌侧出现 2～3 条横行的皮肤皱纹，分别称为近侧横纹、中间横纹（不甚恒定）和远侧横纹。近侧横纹约平尺骨头，远侧横纹较明显。远侧横纹桡侧端可触及手舟骨，手舟骨的远侧可摸到大多角骨；其尺侧端的隆起为豌豆骨，豌豆骨的远侧可摸到钩骨。

鼻烟窝（8-17）

位于腕背外侧部的浅凹，当拇指外展和后伸时明显。其外侧界为拇长展肌腱和拇短伸肌腱，内侧界为拇长伸肌腱；窝底为手舟骨和大多角骨。窝内

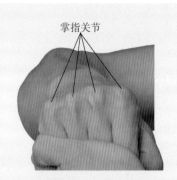

掌指关节

▲ 图 8-15　掌指关节

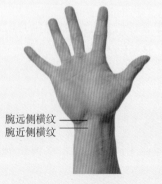

腕远侧横纹
腕近侧横纹

▲ 图 8-16　腕远近侧横纹

有桡动脉通过，可触其波动。

二、肌性标志

拇短伸肌（图 8-17 和图 8-18）

部位：与拇长伸肌有相同的胚胎学起源和肌肉起点，纤维起自拇长展肌远端，斜向止点方向。

起点：骨筋膜后部、桡骨后部。

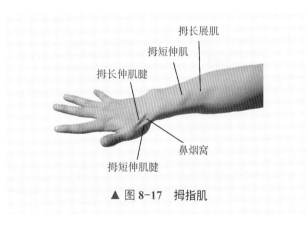

拇长展肌

拇短伸肌

拇长伸肌腱

鼻烟窝

拇短伸肌腱

▲ 图 8-17　拇指肌

止点：拇指近节指骨底。

运动功能：伸拇指。

神经支配：发自臂丛的桡神经（$C_6 \sim C_8$）。

练习方法：同上。

拇长伸肌（图 8-17 和图 8-18）

部位：位于拇短伸肌远端内侧。

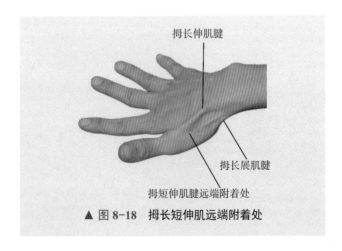

拇长伸肌腱

拇长展肌腱

拇短伸肌腱远端附着处

▲ 图 8-18　拇长短伸肌远端附着处

起点：尺骨后面中 1/3，及骨间膜的背面。

止点：拇指远节指骨底。

运动功能：伸拇指。

神经支配：发自臂丛的桡神经（$C_6 \sim C_8$）。

练习方法：同上。

拇长展肌（图 8-16 和图 8-19）

部位：位于拇短伸肌、拇长伸肌和食指固有肌近外侧。

起点：桡、尺骨背面及骨间膜的背面。

止点：第 1 掌骨底。

运动功能：近固定时，外展拇指。

神经支配：发自臂丛的桡神经（$C_6 \sim C_8$）。

练习方法：正握持哑铃屈伸腕关节。

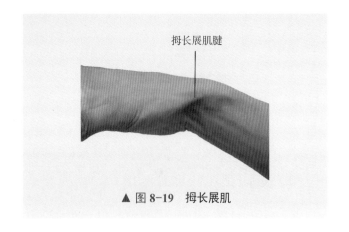

拇长展肌腱

▲ 图8-19　拇长展肌

鱼际（图8-20）

部位：手掌外侧呈鱼腹状的隆起，又名大鱼际，由拇短展肌、拇短屈肌和拇指对掌肌和拇收肌形成的肌性隆起。

起点：拇短展肌起自屈肌支持韧带和腕舟骨；拇短屈肌：浅头起自和屈肌支持韧带、深头起自头状骨、大小多角骨和第1掌骨；拇对掌肌起自屈肌支持韧带和大多角骨；拇收肌横头起自第 2、3 掌骨，斜头起自头状骨和腕辐射韧带。

止点：拇短展肌止于外侧籽骨，近节指骨基地桡侧和伸指装置；拇短屈肌：浅头和深头籽骨，近节指骨基地桡侧、伸指装置；拇对掌肌止于第 1 掌骨；拇收肌止于内侧籽骨、近节指骨基底尺侧。

运动功能：拇短展肌主要作用拇指外展；拇短屈肌主要作用拇指屈曲；拇指对掌肌主要作用拇指对掌；拇收肌主要作用伸腕并尺偏。

神经支配：拇短展肌受正中神经支配；拇短屈肌受正中神经（深头）和尺神经（浅头）支配；拇指对掌肌受正中神经支配；拇收肌受桡神经支配。

小鱼际（图 8-20 至图 8-22）

部位：位于手掌尺侧，比外侧的肌性隆起小，

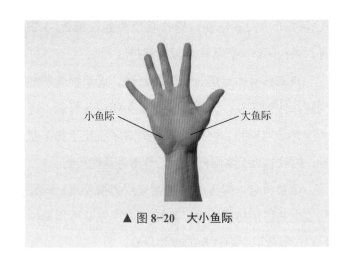

小鱼际 ⟶   大鱼际

▲ 图 8-20　大小鱼际

故名小鱼际。小鱼际是由小指展肌、小指短屈肌和小指对掌肌形成的肌性隆起。

　　提示：手、腕部和手指的大部分屈肌腱通过腕骨及区及支持带形成的腕管，当上述肌腱肿胀时，可累及并刺激正中神经而引发腕管综合征。使前臂屈肌保持放松状态，可有效预防该病发生。

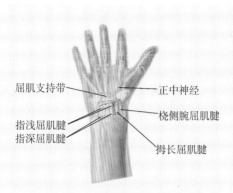

屈肌支持带　　　　　　　　正中神经

指浅屈肌腱　　　　　　　　桡侧腕屈肌腱
指深屈肌腱

拇长屈肌腱

▲ 图 8-21　手部正中神经解剖位置

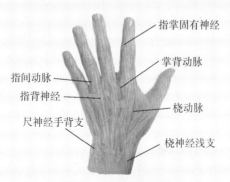

指掌固有神经

掌背动脉

指间动脉

指背神经

尺神经手背支　　　　　　　桡动脉

桡神经浅支

▲ 图 8-22　手背的解剖结构

第8章

159

三、腕手部压痛点

尺骨小头背侧压痛点（图 8-23）

检查者一手握住患者的前臂中段，另一手握住患腕下方的掌骨部，而拇指按住尺骨小头背侧，滑动按压可查到压痛点。

尺骨茎突压痛点（图 8-23）

检查者用拇指尖嵌插在三角骨与尺骨茎突之间的软组织间隙，滑动按压尺骨茎突的顶端，可查到压痛点。

桡骨茎突压痛点（图 8-23）

检查者一手握住患者的前臂中段，另一手掌托住患者的掌背面，用拇指滑动按压患者的桡骨茎突，可引出桡骨茎突压痛点。芬克斯坦征阳性：患者腕

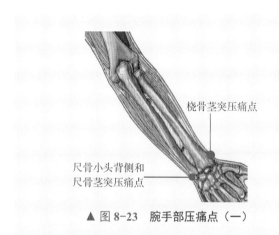

桡骨茎突压痛点

尺骨小头背侧和
尺骨茎突压痛点

▲ 图 8-23 腕手部压痛点（一）

关节呈轻度掌屈桡屈位，拇指内收置于掌心，另四指紧握，检查者将患者的拳头向尺侧做被动屈曲，可引起患者桡骨茎突处剧痛。

腕横韧带压痛点（图 8-24）

检查者用拇指在大小鱼际之间的腕横韧带处滑动按压，可查到压痛点。

屈指肌腱鞘压痛点（图8-24）

检查者一手握住患指，用拇指在掌骨颈掌侧滑动按压，可查到压痛点。

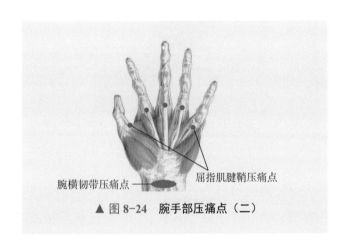

腕横韧带压痛点 ——

屈指肌腱鞘压痛点

▲ 图8-24　腕手部压痛点（二）

第 9 章　髋臀部

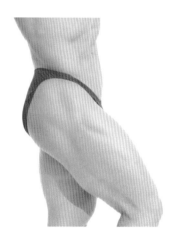

髋臀部整体观（图 9-1 和图 9-2）。

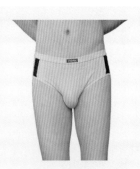

▲ 图 9-1 髋臀部正面观

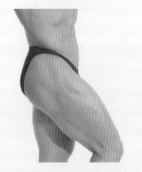

▲ 图 9-2 髋臀部侧面观

一、体表标志

髂嵴（图 9-3）

髂骨位于皮下，其上增粗而肥厚的部分即为髂嵴。双侧髂嵴最高点的连线相当于第 4 腰椎棘突的水平。

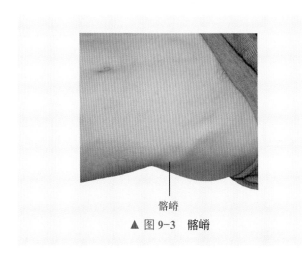

髂嵴

▲ 图 9-3　髂嵴

髂前上棘（图 9-4）

髂嵴的前端为髂前上棘。

髂后上棘（图 9-5 和图 9-6）

髂嵴的后端为髂后上棘。

髂后下棘（图 9-5 和图 9-6）

髂后上棘下方的隆起。

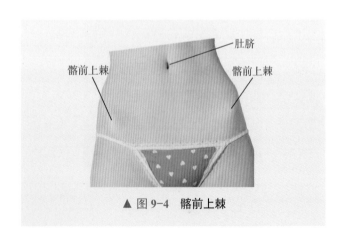

肚脐

髂前上棘

髂前上棘

▲ 图 9-4　髂前上棘

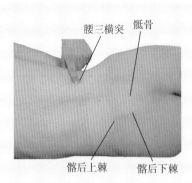

腰三横突　　骶骨

髂后上棘　　髂后下棘

▲ 图 9-5　髂后上棘

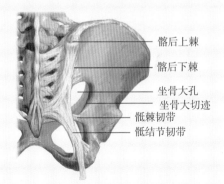

髂后上棘

髂后下棘

坐骨大孔

坐骨大切迹

骶棘韧带

骶结节韧带

▲ 图 9-6　髂后上棘解剖结构

第9章

坐骨大孔（图 9-6）

坐骨大切迹与骶棘韧带和骶结节韧带围成的孔。

坐骨大切迹（图 9-6）

在髂后下棘的下方可触及一深窝，相当于坐骨大孔，此孔的外侧缘为坐骨大切迹，但需在臀大肌放松时才易触及。

耻骨联合上缘和耻骨结节（图 9-7 和图 9-8）

在腹部前正中线的下端可触及耻骨联合上缘，其下有外生殖器。耻骨联合上缘外侧约 2.5cm 处为耻骨结节。

臀股沟（图 9-9）

为臀部皮肤与大腿后侧皮肤之间的横行浅沟。

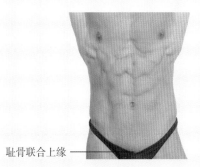

耻骨联合上缘 ——

▲ 图 9-7　耻骨联合上缘

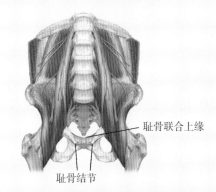

耻骨联合上缘

耻骨结节

▲ 图 9-8　耻骨联合上缘及耻骨结节

股骨大转子（图 9-9 和图 9-11）

股骨大转子为位于股骨颈与体连接处上外侧的方形隆起，大转子的尖端位于髂前上棘和坐骨结节连线的中点处，距髂嵴结节处下约一掌宽。

股骨小转子（图 9-10）

股骨小转子为圆锥形的突起，位于股骨颈与股骨体连接处的后内侧，其前面粗糙，为腰大肌的附着部，而后面则平滑。

坐骨结节（图 9-11）

坐骨体与坐骨支移行部会合处的隆起后部，骨质粗糙而肥厚，称为坐骨结节。

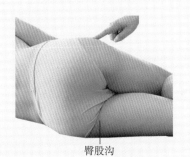

臀股沟

▲ 图 9-9　股骨大转子

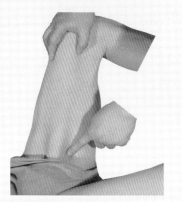

▲ 图 9-10　股骨小转子

股骨头（图9-11）

在腹股沟韧带中点下方 2cm 股动脉搏动处，用手指用力压向深方，同时使大腿做旋转运动，则可扪及肌肉下随之转动的股骨头。

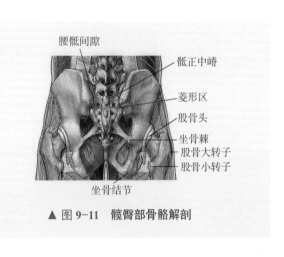

▲ 图 9-11　髋臀部骨骼解剖

二、肌性标志

阔筋膜张肌（图 9-12 和图 9-13）

部位：位于大腿前外侧。

起点：髂前上棘。

止点：胫骨外侧髁。

运动功能：紧张髂胫束，屈髋关节，使大腿屈和旋内。

神经支配：臀上神经（L_4～S_1）。

缝匠肌（图 9-14）

部位：股四头肌的前内侧。

起点：胫骨粗隆。

止点：胫骨粗隆内侧。

运动功能：近固定，使大腿屈曲和旋外，使小腿屈和旋内；远固定，两侧收缩时，使骨盆

第 9 章

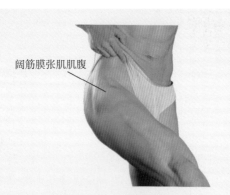

阔筋膜张肌肌腹

▲ 图 9-12　阔筋膜张肌（一）

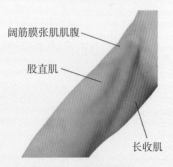

阔筋膜张肌肌腹

股直肌

长收肌

▲ 图 9-13　阔筋膜张肌（二）

前倾。

神经支配：股神经（$L_2\sim L_3$）。

练习方法：踢毽子、足外侧颠球，屈膝向内拉橡皮筋。

长收肌（图 9–15）

部位：耻骨肌内侧。

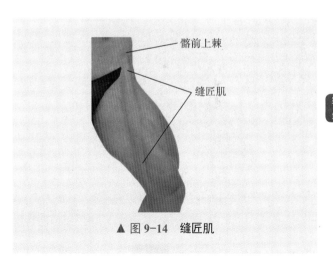

髂前上棘

缝匠肌

▲ 图 9–14　缝匠肌

起点：耻骨结节附近。

止点：股骨粗线内侧唇中部。

运动功能：近固定，内收、外旋髋关节和使大腿屈曲；远固定，一侧收缩使骨盆倾斜向同侧，两侧同时收缩，使骨盆前倾。

神经支配：闭孔神经（$L_2 \sim L_3$）。

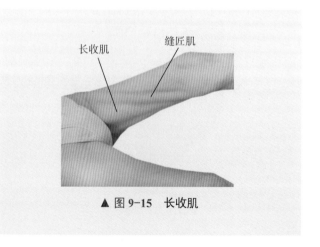

长收肌

缝匠肌

▲ 图 9-15　长收肌

臀大肌（图 9-16 和图 9-18）

部位：骨盆后外侧面臀部皮下。

起点：髋翼外面、骶骨后、骶结节韧带。

止点：髂胫束的深面、股骨臀肌粗隆。

运动功能：近固定，髋关节旋外和伸大腿，肌肉上半部收缩可使大腿外展，下半部收缩可使大腿内收；远固定，一侧收缩，使骨盆转向对侧；双侧同时收缩使骨盆后倾，并使躯干后伸，并维持身体站立平衡。

神经支配：臀下神经（$L_4 \sim S_5$）。

练习方法：后蹬跑、俯卧后踢腿和跪撑后伸腿；负重上台阶、立定跳远、负杠铃深蹲起和负重屈伸腿。

臀中肌（图 9-16 和图 9-18）

部位：臀大肌深面。

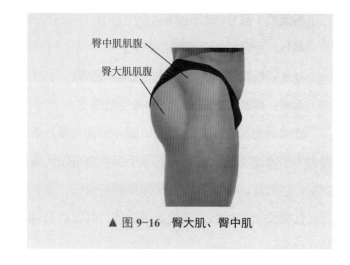

臀中肌肌腹

臀大肌肌腹

▲ 图 9-16　臀大肌、臀中肌

起点： 髂骨翼外侧、臀下线或臀后线。

止点： 股骨大粗隆尖部的外侧面。

运动功能： 近固定，外展大腿，协助髋前屈内旋、后伸外旋；远固定，一侧收缩使骨盆向同侧倾斜，前部纤维收缩，使骨盆前倾，后部纤维收缩使骨盆后倾。

神经支配：臀上神经（$L_4 \sim S_1$）。

练习方法：侧压腿、侧踢腿。

梨状肌（图 9-17 和图 9-18）

部位：小骨盆后壁。

起点：骶骨前面外侧部。

止点：股骨大转子尖端的三角形区域。

运动功能：近固定，髋关节旋外和外展；远固定，两侧同时收缩则骨盆后倾。

神经支配：梨状肌神经（$S_1 \sim S_2$）。

练习方法：前踢腿、仰卧剪腿，负重高抬腿。

第9章

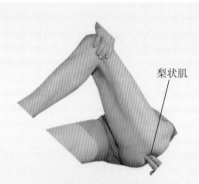

梨状肌

▲ 图 9-17　梨状肌

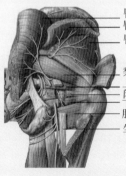

臀大肌
臀中肌
臀小肌
梨状肌
上孖肌
闭孔内肌
下孖肌
股方肌
坐骨神经

▲ 图 9-18　臀部解剖结构

三、髋臀部压痛点

臀中肌压痛点（图 9-19）

位于髂嵴下方。患者侧卧，患侧在上，检查者一手抬患肢使其充分外展位，应放松所有肌肉，用另一手的拇指在髋外侧的髂嵴下方臀中肌附着处滑动按压，可查到压痛点。至于臀中肌内方与内下方的压痛点，应在俯卧位上另作检查，方能明确。

髂嵴压痛点（图 9-19）

位于髂嵴部。患者俯卧，检查者用拇指沿整个髂嵴肌腱附着处做滑动按压，可查到压痛点。

髂后上棘压痛点（图 9-19）

位于髂后上棘。患者俯卧，检查者以拇指在髂后上棘部位做浅表滑动按压，可出现两种不同情况：

如系臀大肌附着处病变，压痛点在髂后上棘的臀后线处；如系臀上皮神经内支支配区域，压痛点在靠近臀后线偏外部位。一般来说，髂后上棘压痛点比其他臀部压痛点少出现。

骶尾骨下缘与股骨臀肌粗隆压痛点（图 9-19 和图 9-20）

患者俯卧，检查者以拇指分别针对骶尾骨下外缘与股骨臀肌粗隆的肌附着处骨面做滑动按压，可查到压痛点。

臀上皮神经压痛点（图 9-21）

位于髂嵴下。患者俯卧，检查者先用第 2～3 指分别按住两髂前上棘处，将两拇指分别按在髂前上棘后方臀部约一横掌处加以浅压，将拇指移向臀中肌部位，于髂嵴下 2～3 横指处，即臀上皮神经分布区域，由外向内做浅表性的滑动按压，可查到压

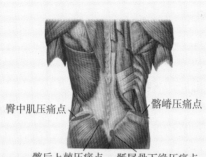

臀中肌压痛点　　　　　　髂嵴压痛点

髂后上棘压痛点　　骶尾骨下缘压痛点

▲ 图 9-19 髋臀部压痛点（一）

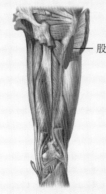

股骨臀肌粗隆压痛点

▲ 图 9-20 髋臀部压痛点（二）

痛点。

坐骨神经梨状肌下口处压痛点（图 9-21）

位于梨状肌下方。患者俯卧，检查者以拇指深压臀部坐骨神经部位，横过神经支做滑动按压可查到压痛点。一般在找到此压痛点后再找臀中肌坐骨大孔上缘、上方、内上缘、内上方等压痛点，比较容易定位。

坐骨大切迹后缘、中缘压痛点（图 9-22）

患者俯卧，检查者立于患侧，用拇指尖在臀中部髂翼外面作上下、左右指距各为 2cm 宽多排的滑动按压，可查得臀中肌内段及坐骨大切迹上方的压痛点。然后，拇指尖螺纹面向上，在离髂嵴顶 10cm 宽处（髂嵴顶至坐骨大切迹之距离大约 10cm），由后向前、向上深压坐骨大切迹的后缘和中缘的骨面，可查到压痛点。

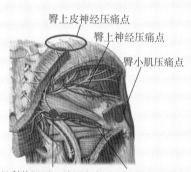

臀上皮神经压痛点

臀上神经压痛点

臀小肌压痛点

坐骨神经梨状肌下口处压痛点　臀下神经压痛点

▲ 图 9-21　髋臀部压痛点（三）

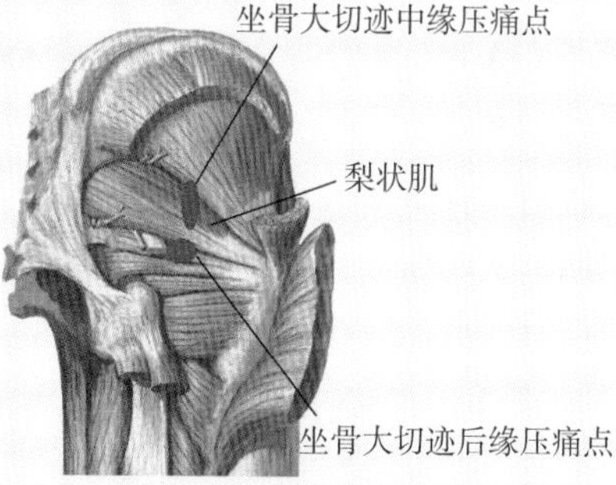

坐骨大切迹中缘压痛点

梨状肌

坐骨大切迹后缘压痛点

▲ 图 9-22　髋臀部压痛点（四）

第9章

臀上神经压痛点（图 9-21）

位于梨状肌上方。患者俯卧，检查者的拇指深压臀上神经的部位，横过神经支滑动按压，可查到臀上神经压痛点。

臀下神经压痛点（图 9-21）

位于梨状肌下方。检查者用拇指向内、向前横过神经支做表浅的滑动按压，可触及疼痛的细索状物，即为臀下神经压痛点。

臀小肌压痛点（图 9-21）

位于股骨大转子上方。患者侧卧，患侧在上，屈髋屈膝，检查者一手抬患肢使其充分外展位，放松所有肌肉，另一手拇指在股骨大转子的上方，向内下方做深层的滑动按压，可查到压痛点。

阔筋膜张肌压痛点（图 9-23）

位于髂前上棘。患者侧卧，患侧在上，检查者应一手抬患肢使其充分外展位，放松所有肌肉，另一手的拇指在髂前上棘外缘与外方做浅表性滑动按压，可查到压痛点。

髂胫束压痛点（图 9-23）

位于髂前上棘后方。患者俯卧，检查者先用第 2～3 指分别按住两髂前上棘处，后将两拇指分别按在髂前上棘后方臀部约一横掌处加以浅压，可查到压痛点。

髂前下棘压痛点（图 9-24）

检查者用拇指在髂前上棘下方一横指处做深层滑动按压，可查到压痛点。

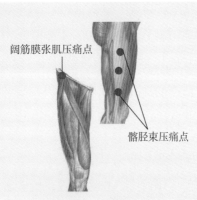

阔筋膜张肌压痛点

髂胫束压痛点

▲ 图 9-23　髋臀部压痛点（五）

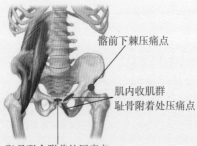

髂前下棘压痛点

肌内收肌群
耻骨附着处压痛点

耻骨联合附着处压痛点

▲ 图 9-24　髋臀部压痛点（六）

股内收肌群耻骨附着处压痛点（图 9-24）

患者仰卧，两下肢髋膝关节屈曲，两足底对紧，两下肢相对外展，检查者两拇指分别先在两侧耻骨上支与耻骨结节肌附着处做滑动按压，后在两侧耻骨下支肌附着处做滑动按压，最后在股骨内上髁肌附着处做滑动按压，可查到压痛点。

耻骨联合附着处压痛点（图 9-24 至图 9-25）

患者仰卧，检查者用拇指针对两侧耻骨联合与耻骨结节上缘骨面做滑动按压，可查到压痛点。

提示：①坐骨神经体表定位，自髂后上棘与坐骨结节之间连线的上、中 1/3 处为点 A，坐骨结节与大转子之间连线的内、中 1/3 处为点 B，由 A 点至 B 点作一微向外突出的弧线即为坐骨神经在臀部的体表投影。②梨状肌下缘体表定位，自髂后上棘与尾骨尖连线的中点 C 至大转子尖的连线为梨状肌

第9章

下缘的体表定位。③梨状肌肌腹体表定位，自髂后上棘与尾骨尖连线上，取一距离髂后上棘约 3cm 的 D 点，自 D 点与股骨大转子之间连线上的内、中 1/3 处为 E 点即为梨状肌肌腹。

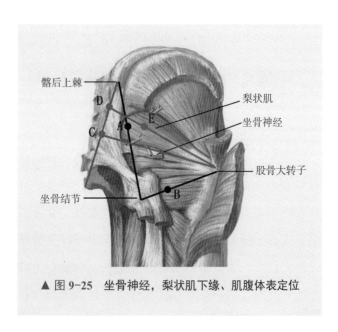

▲ 图 9-25 坐骨神经，梨状肌下缘、肌腹体表定位

第10章　股　部

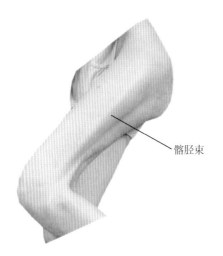

髂胫束

股部整体观（图 10-1 和图 10-2）。

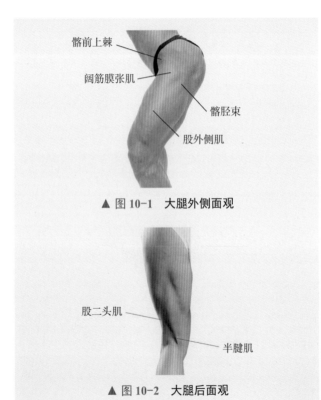

▲ 图 10-1　大腿外侧面观

▲ 图 10-2　大腿后面观

一、肌性标志

髂胫束（图 10-3）

部位：大腿外侧。

起点：髂前上棘及髂后髂嵴。

止点：胫骨外侧的髂胫束粗隆。

运动功能：大腿屈曲、旋内、后伸及外展。

神经支配：臀上神经和臀下神经（$L_4 \sim S_5$）。

股四头肌（图 10-4 至图 10-6，图 10-11）

部位：大腿前面。

起点：股直肌起自髂前下棘；股外侧肌起自股骨粗线外侧唇；股中肌起自股骨体的前面，股内侧肌起自股骨粗线内侧唇。

止点：4 头合成一条肌腱包绕髌骨，止于胫骨粗隆。

运动功能：近固定，股直肌收缩使大腿在髋关节处屈曲，股四头肌整体收缩则使小腿在膝关节处伸；远固定，股四头肌收缩则伸膝关节，牵拉股骨向前，维持人体直立。

神经支配：股神经（$L_2 \sim L_4$）。

练习方法：负重深蹲起，高抬腿、负杠铃弓箭步。

股薄肌（图 10-7，图 10-8，图 10-11）

部位：大腿最内侧。

起点：耻骨下支及邻近的坐骨支。

止点：胫骨粗隆内侧。

运动功能：近固定，内收和屈曲大腿，小腿屈和内旋；远固定，两侧同时收缩使骨盆前倾。

神经支配：闭孔神经（$L_2 \sim L_3$）。

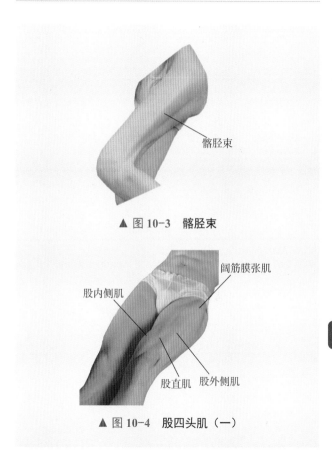

▲ 图 10-3　髂胫束

髂胫束

阔筋膜张肌

股内侧肌

股直肌　股外侧肌

▲ 图 10-4　股四头肌（一）

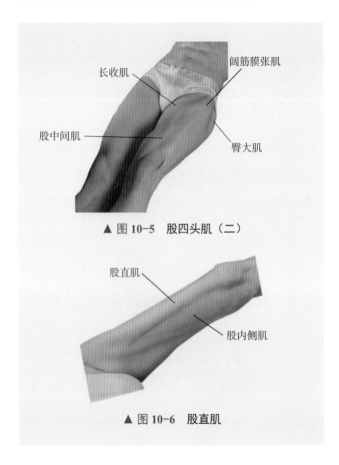

长收肌

阔筋膜张肌

股中间肌

臀大肌

▲ 图 10-5 股四头肌（二）

股直肌

股内侧肌

▲ 图 10-6 股直肌

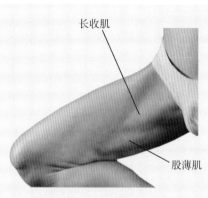

长收肌

股薄肌

▲ 图 10-7　股薄肌（一）

股薄肌

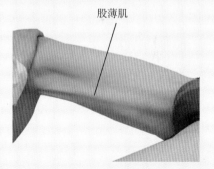

▲ 图 10-8　股薄肌（二）

半腱肌（图 10-9 和图 10-12 ）

部位：大腿后面内侧（肌腱占肌长的下半部分）。

起点：坐骨结节。

止点：胫骨粗隆上端的内侧。

运动功能：近固定，使小腿在膝关节处屈和内旋，小腿伸直时，大腿后伸；远固定，两侧收缩使骨盆后倾。

半膜肌（图 10-9 和图 10-12 ）

部位：半腱肌的深面。

起点：坐骨结节。

止点：胫骨内侧髁后面。

运动功能：同上。

神经支配：坐骨神经（$L_4 \sim S_2$）。

练习方法：正压腿、纵劈腿。

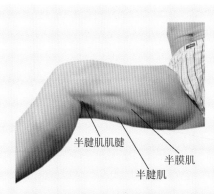

▲ 图 10-9　半腱半膜肌

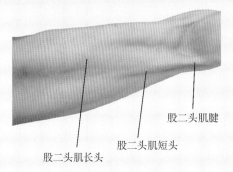

▲ 图 10-10　股二头肌

股二头肌（图 10-10 和图 10-12）

部位：大腿后面外侧。

起点：长头，坐骨结节；短头，股骨粗线外侧唇的下半部。

止点：腓骨小头。

运动功能：近固定，使小腿在膝关节处屈和外旋，小腿伸直时，可使大腿后伸。远固定，两侧收缩使骨盆后倾。

神经支配：坐骨神经（$L_4 \sim S_2$）。

练习方法：同半腱肌和半膜肌。

提示：坐骨神经可能从梨状肌的上面、下面或中间（或部分从中间）通过，因人而异。因此梨状肌紧张不仅可引起其本身疼痛还可累及坐骨神经，称为梨状肌综合征。但坐骨神经痛还可能由于腰骶部病变引起，临床应当加以区分。

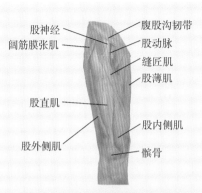

股神经
阔筋膜张肌
腹股沟韧带
股动脉
缝匠肌
股薄肌
股直肌
股内侧肌
股外侧肌
髌骨

▲ 图 10-11　大腿前部解剖结构

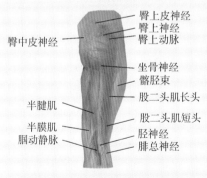

臀上皮神经
臀上神经
臀上动脉
臀中皮神经
坐骨神经
髂胫束
股二头肌长头
半腱肌
股二头肌短头
半膜肌
胫神经
腘动静脉
腓总神经

▲ 图 10-12　大腿后部解剖结构

第10章

二、股部压痛点

股骨内侧髁或外侧髁压痛点（图 10-13）

患者俯卧位，下肢伸直，检查者的拇指尖针对股骨下端后侧的股骨内侧髁或外侧髁做滑动按压，可查到压痛点。

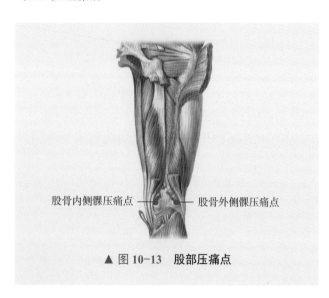

股骨内侧髁压痛点 —————— 股骨外侧髁压痛点

▲ 图 10-13 股部压痛点

第11章 膝 部

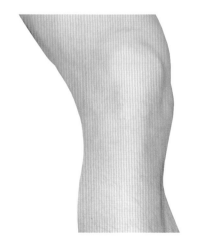

膝部整体观（图 11-1 至图 11-4）。

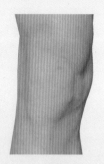

▲ 图 11-1　膝关节前面观

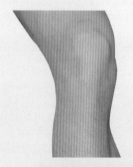

▲ 图 11-2　膝关节屈曲位整体前面观

一、体表标志

髌骨（图 11-5 和图 11-10）

位于膝关节前方皮下，股四头肌腱扩展部内，髌骨包绕于股四头肌肌腱当中，上方是股四头肌肌腱，下方是髌韧带，两侧分别是髌内外侧支持带，前面粗糙，后面为光滑的关节面。

髌韧带（图 11-5 和图 11-10）

位于膝关节前部，为股四头肌腱的延续部分，附着于髌骨底及两侧缘。

胫骨平台（图 11-6 和图 11-7）

胫骨近端宽厚称为胫骨髁，断面为三角形，其上面又成胫骨平台。胫骨内髁内侧缘上部附着有内侧副韧带的下端和鹅足肌（半腱肌、半膜肌、缝匠肌）及其滑囊。

股骨内、外侧髁（图 11-7 和图 11-8）

髌骨两侧可分别触及股骨内、外侧髁，其中最突出部称为股骨内外上髁。在股骨内上髁上方可触及收肌结节。

胫骨内、外侧髁（图 11-7）

在股骨内外侧髁的下方可摸到胫骨内、外侧髁，胫骨粗隆即位于二髁之间的前面，是髌韧带的止点，沿胫骨粗隆向下，续于胫骨的前缘，髌韧带及其内侧的胫骨前面都位于皮下，向下沿至内踝，都可以在体表摸到。临床常用测量下肢长度的方法有两种，一是内踝至髂前上棘的距离，二是脐至双下肢内踝的距离。

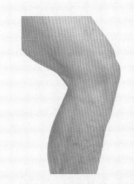

▲ 图 11-3 膝关节外侧整体观

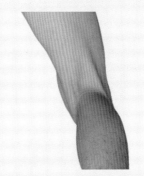

▲ 图 11-4 膝关节后面观

第11章

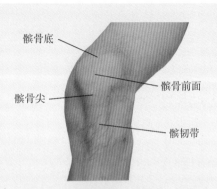

髌骨底

髌骨前面

髌骨尖

髌韧带

▲ 图 11-5　髌骨前面、髌骨底、髌骨尖

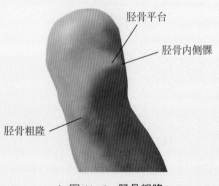

胫骨平台

胫骨内侧髁

胫骨粗隆

▲ 图 11-6　胫骨粗隆

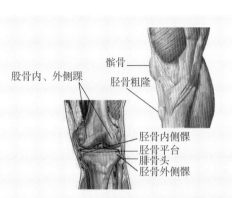

股骨内、外侧踝

股骨内、外侧踝

髌骨

胫骨粗隆

胫骨内侧髁
胫骨平台
腓骨头
胫骨外侧髁

▲ 图 11-7　胫骨粗隆、胫骨平台解剖结构

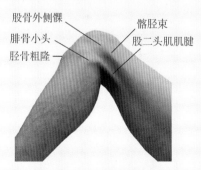

股骨外侧髁
腓骨小头
胫骨粗隆

髂胫束
股二头肌肌腱

▲ 图 11-8　腓骨小头

胫骨粗隆（图 11-7 和图 11-8）

为胫骨内、外侧髁间前下方的骨性隆起，向下续于胫骨前缘。在髌韧带下端可触及。

腓骨头（图 11-8）

腓骨上端的锥形膨大，又称腓骨小头。

鹅足囊（图 11-9 和图 11-10）

位于缝匠肌、股薄肌及半腱肌的联合腱止点与胫骨内侧副韧带之间，由于三个肌腱有致密的纤维膜相连，形似鹅足而得名。

膝眼（图 11-11）

位于髌骨下方，是髌韧带两侧与股骨和胫骨内、外侧髁所构成的凹陷，分别称为内、外膝眼。

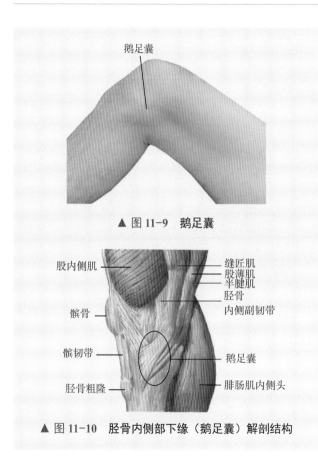

▲ 图 11-9　鹅足囊

鹅足囊

股内侧肌

缝匠肌
股薄肌
半腱肌
胫骨
内侧副韧带

髌骨

髌韧带

鹅足囊

胫骨粗隆

腓肠肌内侧头

▲ 图 11-10　胫骨内侧部下缘（鹅足囊）解剖结构

腘窝（图 11-12）

位于膝关节的后面，呈菱形，正中横纹即为腘横纹。

腘横纹（图 11-12）

为膝关节后面横行的皮肤褶皱。

二、肌性标志

腓肠肌内、外侧头（图 11-13）

腓肠肌肌腹形成小腿后面的肌性隆起，其内、外侧头构成腘窝的下内界和下外界。

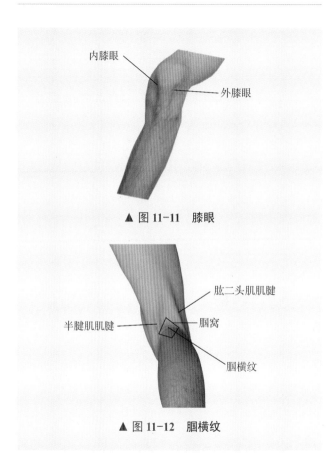

内膝眼

外膝眼

▲ 图 11-11 膝眼

肱二头肌肌腱

半腱肌肌腱

腘窝

腘横纹

▲ 图 11-12 腘横纹

第11章

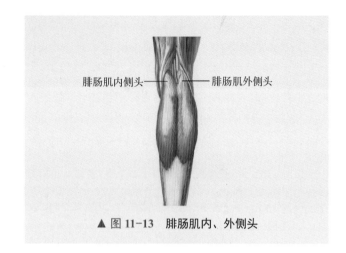

腓肠肌内侧头———— ————腓肠肌外侧头

▲ 图 11-13　腓肠肌内、外侧头

三、膝部压痛点

股骨外上髁压痛点（图 11-14）

患者仰卧，患肢伸直。检查者一手拇指尖针对外侧膝关节间隙按压，引出剧痛后保持压力不变，再用另一手拇指尖针对股骨外上髁软组织附着处按压引出外上髁痛，可使外侧膝关节间隙的压痛立即消失；如果此时终止股骨外上髁的按压，则外侧膝关节间隙的压痛又会立即重演。通过上述检查，就可查到股骨外上髁潜性或显性压痛点。

股骨内上髁压痛点（图 11-14）

患者仰卧，患肢伸直。检查者一手拇指尖针对内侧膝关节间隙或其前下方部按压，引出剧痛后保持压力不变，再用另一手拇指尖针对股骨内上髁软

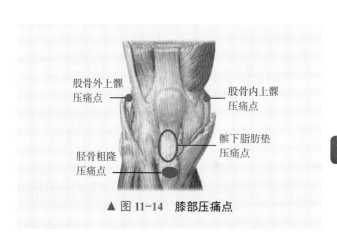

股骨外上髁
压痛点

股骨内上髁
压痛点

髌下脂肪垫
压痛点

胫骨粗隆
压痛点

▲ 图 11-14　膝部压痛点

组织附着处特别是在内收肌结节上按压，引出剧烈的内上髁痛，可使内侧膝关节间隙或其前下方部的压痛立即消失；如果此时终止股骨内上髁的按压，则内侧膝关节间隙或其前下方部的压痛又会立即重演。通过上述检查，就可查到股骨内上髁潜性或显性压痛点。

胫骨粗隆压痛点（图 11-14）

检查者用拇指尖滑动按压胫骨粗隆的髌韧带附着处，可查到压痛点。

髌下脂肪垫压痛点（图 11-14）

检查者一手的第 1～2 指按住髌骨上缘，推向下方，使髌骨尖向前突出和另一手的拇指掌侧向上，指尖针对髌骨下端的后方骨面与髌骨的下 1/2 段边缘，由后向前并由上向下做滑动按压，可查到压痛点。

第12章 小腿部

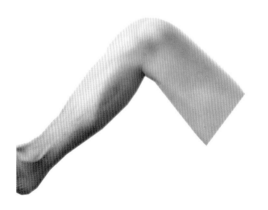

小腿部整体观（图 12-1 至图 12-4）。

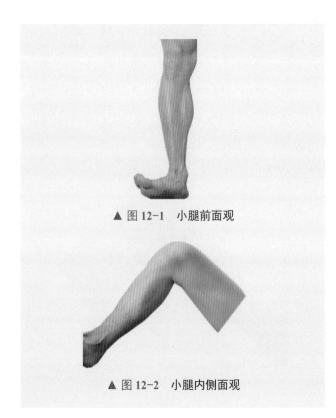

▲ 图 12-1　小腿前面观

▲ 图 12-2　小腿内侧面观

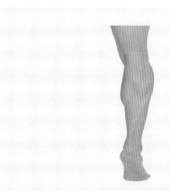

▲ 图 12-3　小腿后面观

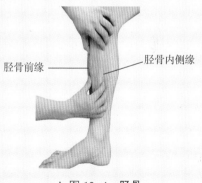

胫骨前缘　　　　　　　　　胫骨内侧缘

▲ 图 12-4　胫骨

219

一、体表标志

胫骨前缘及胫骨内侧面（图 12-4）

自胫骨粗隆向下延伸为胫骨前缘，为一条较锐的骨嵴，全长均可皮下触及。胫骨内侧面在胫骨前缘的内侧，位于皮下，易触及。胫骨后缘为胫骨内侧面的后缘，皮下可触及。

二、肌性标志

胫骨前肌（图 12-5，图 12-10，图 12-15）

部位：小腿前面，胫骨外侧。

起点：胫骨上 2/3 骨间膜。

止点：第 1 楔骨内侧面和第 1 跖骨基底部。

运动功能：近固定，使足在踝关节处背屈和足内翻（内收和外旋）；远固定，拉小腿在踝关节处向前，以维持足弓。

神经支配：腓深神经（L_4～S_2）。

踇长伸肌（图 12-6，图 12-7，图 12-9）

部位：腓骨前肌和趾长伸肌之间。

起点：腓骨内侧面之下 2/3 及其邻近的骨间膜。

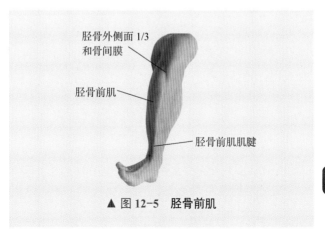

胫骨外侧面 1/3 和骨间膜

胫骨前肌

胫骨前肌肌腱

▲ 图 12-5　**胫骨前肌**

止点：踇趾末节趾骨基底部的背面。

运动功能：伸踇趾，并使足背屈。

神经支配：腓深神经（$L_4 \sim S_2$）。

趾长伸肌（图 12-6，图 12-7，图 12-9，图 12-15）

部位：胫骨前肌外侧。

起点：腓骨前面上 2/3 和邻近骨间膜、胫骨上端。

止点：分为 5 条肌腱，4 条止于外侧四趾，最外一条肌腱止于第 5 跖骨底的背侧面（第三腓骨肌）。

运动功能：伸第 2～5 趾及背屈足。第三腓骨肌主要维持外侧足弓和足外翻。

神经支配：腓深神经（$L_4 \sim S_2$）。

第三腓骨肌（图 12-8）

部位：位于足外侧面。

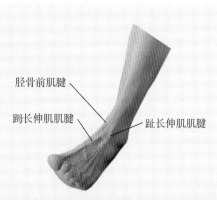

▲ 图 12-6　趾长伸肌腱、胫骨前肌建、姆长伸肌腱

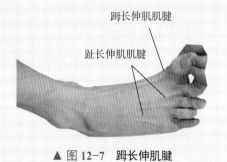

▲ 图 12-7　姆长伸肌腱

起点：腓骨前面下 1/3 部及骨间膜。

止点：第 5 跖骨底背面。

运动功能：协助背屈踝关节及足外翻。

神经支配：腓深神经（L_4～S_2）。

胫骨后肌（图 12-10 和图 12-11）

部位：小腿三头肌深层，趾长与踇长屈肌之间。

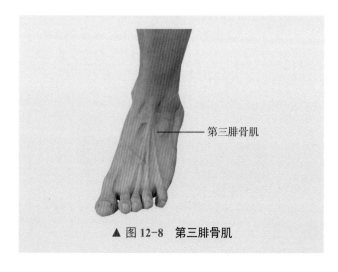

第三腓骨肌

▲ 图 12-8　第三腓骨肌

起点：小腿骨间膜上 2/3 及邻近的胫、腓骨骨面。

止点：舟骨粗隆及 3 个楔骨的基底面。

运动功能：足跖屈和足内翻。

神经支配：胫神经（$L_4 \sim S_3$）。

腓肠肌（图 12-12 和图 12-16）

部位：小腿后面浅层。

起点：内侧头，股骨内侧髁；外侧头，股骨外侧髁。

止点：跟骨结节。

运动功能：屈膝关节，使足跖屈。

神经支配：胫神经（$L_4 \sim S_3$）。

比目鱼肌（图 12-12 和图 12-16）

部位：小腿后面深层。

起点：胫骨内侧缘中 1/3、腓骨头，以及腓骨干

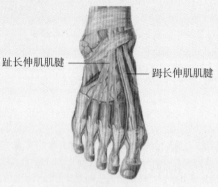

趾长伸肌肌腱 —— —— 跨长伸肌肌腱

▲ 图 12-9　跨长伸肌腱、趾长伸肌腱解剖结构图

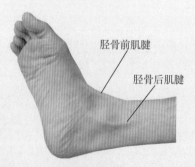

胫骨前肌腱

胫骨后肌腱

▲ 图 12-10　胫骨前肌肌腱、胫骨后肌肌腱

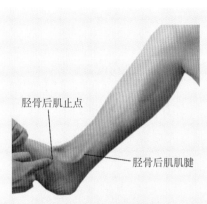

胫骨后肌止点

胫骨后肌肌腱

▲ 图 12-11　胫骨后肌

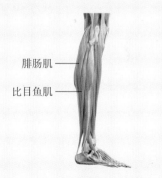

腓肠肌

比目鱼肌

▲ 图 12-12　腓肠肌与比目鱼肌

227

上 1/3 的后面。

止点：跟骨结节。

运动功能和神经支配同腓肠肌。

腓骨长肌（图 12-13 和图 12-15）

部位：小腿外侧。

起点：腓骨外侧面上 2/3、小腿深筋膜。

止点：第 1 楔骨内侧及第 1 跖骨底跖侧面的外侧。

运动功能：足跖屈、外翻。

神经支配：腓浅神经（$L_5 \sim S_1$）。

腓骨短肌（图 12-13）

部位：腓骨长肌深层。

起点：腓骨外侧面下 1/3。

止点：第 5 跖骨底。

运动功能：足跖屈、外翻及维持足弓。

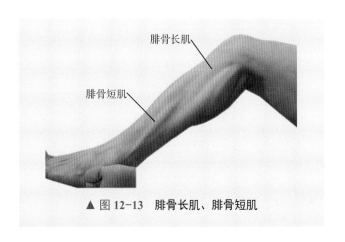

▲ 图 12-13　腓骨长肌、腓骨短肌

神经支配：同腓骨长肌。

趾长屈肌（图 12-14）

部位：小腿三头肌深层。

起点：胫骨体后面。

止点：第 2～5 趾的远节趾骨底。

运动功能：足跖屈。

神经支配：同胫骨后肌。

第12章

229

姆长屈肌（图 12-14）

部位：小腿三头肌深层。

起点：腓骨和小腿骨间膜的后面。

止点：姆趾远节趾骨底。

运动功能：屈姆趾，并使足跖屈。

神经支配：同胫骨后肌。

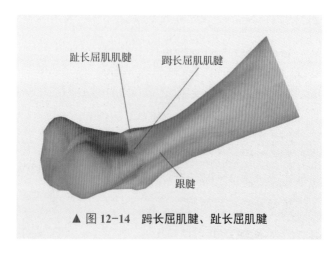

趾长屈肌肌腱　　姆长屈肌肌腱

跟腱

▲ 图 12-14　姆长屈肌腱、趾长屈肌腱

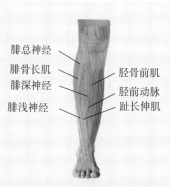

腓总神经

腓骨长肌

腓深神经

腓浅神经

胫骨前肌

胫前动脉

趾长伸肌

▲ 图 12-15　小腿前面解剖结构

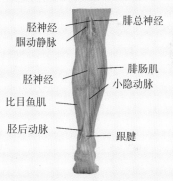

胫神经

腘动静脉

腓总神经

胫神经

比目鱼肌

胫后动脉

腓肠肌

小隐动脉

跟腱

▲ 图 12-16　小腿后面解剖结构

提示：临床进行各种治疗操作时，应当避开沿膝正中线走行的腘动脉和胫神经。比目鱼肌的激发点（踝部近侧大约至膝部 1/3 处的肌肉位置）常是跟腱痛的最常见原因之一。

三、小腿部压痛点

膝关节内侧或外侧间隙压痛点（图 12-17）

患者仰卧，检查者一手的拇指尖按压患侧膝关节的内侧间隙或外侧间隙做上下滑动，同时用另一手握住患者小腿，改换其体位由伸直位变为屈曲，以明确半月板所在的关节间隙之解剖位置，此时引出膝关节内侧或外侧剧痛，就可查到各处的压痛点，但此压痛点不受股骨内上髁或外上髁软组织损害性压痛点的传导影响。

腓骨干内侧或外侧压痛点（图 12-17）

检查者用拇指尖分别针对患者腓骨骨干内侧或外侧骨面的软组织附着处，自上而下滑动按压这些面积较大的病变部位，可查到压痛点。

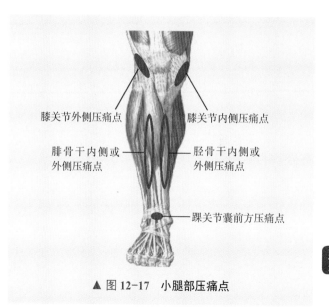

膝关节外侧压痛点　　　膝关节内侧压痛点

腓骨干内侧或　　　　胫骨干内侧或
外侧压痛点　　　　　外侧压痛点

踝关节囊前方压痛点

▲ 图 12-17　小腿部压痛点

胫骨干内侧或外侧压痛点（图 12-17）

检查者用拇指尖在患者胫骨骨干内侧或外侧骨面的软组织附着处，自上而下滑动按压面积较大的病变部位，可查到压痛点。

踝关节囊前方压痛点（图 12-17）

检查者拇指尖针对患者踝关节前方起自内踝，沿胫骨下关节面上方直至腓骨外踝关节面的关节囊附着处滑动按压，可查到压痛点。

第 13 章　踝和足部

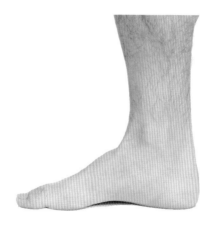

踝和足部整体观（图 13-1 至图 13-5）。

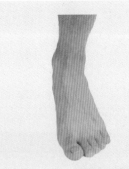

▲ 图 13-1　踝部前面整体观

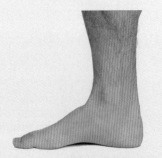

▲ 图 13-2　踝部内侧面整体观

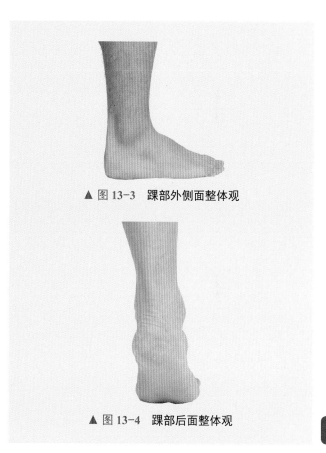

▲ 图 13-3　踝部外侧面整体观

▲ 图 13-4　踝部后面整体观

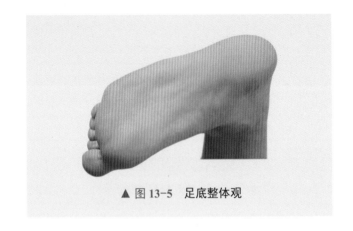

▲ 图 13-5　足底整体观

一、体表标志

内踝（图 13-7，图 13-8，图 13-10）

胫骨内侧面向下延伸，形成一坚强的钝锥状骨突。

外踝（图 13-6 至图 13-8）

腓骨下端膨大为外踝。

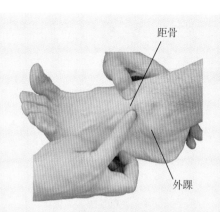

距骨

外踝

▲ 图 13-6　距骨

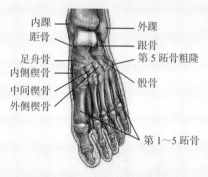

内踝
距骨
足舟骨
内侧楔骨
中间楔骨
外侧楔骨

外踝
跟骨
第 5 跖骨粗隆
骰骨

第 1～5 跖骨

▲ 图 13-7　足部骨解剖结构图

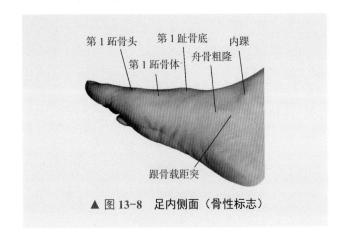

第1跖骨头　第1趾骨底　内踝

第1跖骨体　舟骨粗隆

跟骨载距突

▲ 图 13-8　足内侧面（骨性标志）

跟骨载距突（图 13-8）

在足的内侧面，内踝顶端下方约 2.5cm 处可触及。

舟骨粗隆（图 13-8）

为足舟骨内下方的隆起，位于足内侧缘中点稍后处。跟骨载距突的前方可触及。

第 5 跖骨粗隆（图 13-7 和图 13-9）

在足的外侧面中部可触及。

跟腱（图 13-12）

为身体最长、最坚强的肌腱，长约 15cm，起于小腿中部，由腓肠肌和比目鱼肌合成。

在踝关节后方，呈粗索状，向下止于跟骨结节。

距骨（图 13-6 和图 13-7）

位于胫、腓骨与跟骨之间，可分为头、颈及体三部。

跟骨（图 13-7）

跟骨为足骨中最大者，位于距骨的下方，呈不规则长方形，前部窄小，后部宽大，形成足跟部的隆起。

足舟骨（图 13-7 和图 13-8）

呈舟形，位于距骨头与三块楔骨之间，分为上、下、内、外、前和后六面。

骰骨（图 13-7 和图 13-11）

呈不规则形，后面紧接跟骨，有跟骰关节面；前面与第 4、5 跖骨相接，内侧接第 3 楔骨与舟骨。

楔骨（图 13-7 和图 13-10）

3 个，均呈楔形，分别位于足舟骨与第 1～3 跖骨之间。

跖骨（图 13-7 和图 13-8）

短管状骨，共有 5 个，位于跗骨与趾骨之间。

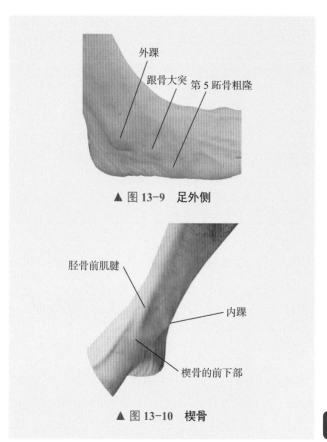

▲ 图 13-9　足外侧

外踝

跟骨大突

第 5 跖骨粗隆

胫骨前肌腱

内踝

楔骨的前下部

▲ 图 13-10　楔骨

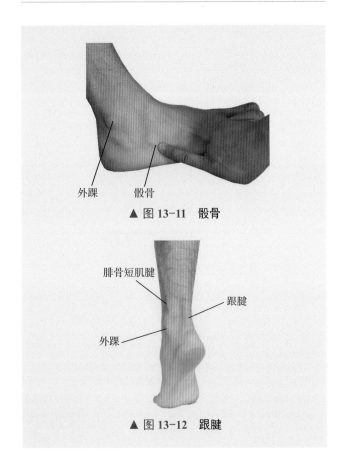

外踝　　骰骨

▲ 图 13-11　骰骨

腓骨短肌腱

跟腱

外踝

▲ 图 13-12　跟腱

二、肌性标志

踇短伸肌（图 13-13）

部位：在足背皮下，踇长伸肌肌腱深面。

起点：跟骨前端的上面和外侧面及伸肌下支持带。

止点：踇趾第 1 节趾骨基底部的背面。

运动功能：伸踇趾。

神经支配：腓深神经（$L_4 \sim S_2$）。

趾短伸肌（图 13-14）

部位：踇短伸肌外侧。

起点：跟骨。

止点：第 2～4 趾的趾背腱膜。

运动功能：伸第 2～4 趾。

神经支配：腓深神经（$L_4 \sim S_2$）。

小趾展肌（图 13-15 和图 13-24）

部位：小趾展肌外侧。

起点：第 5 跖骨基底部。

止点：小趾第 1 节趾骨基底部跖侧面的内侧。

运动功能：屈小趾第 1 节趾骨。

神经支配：足底外侧神经（$S_1 \sim S_2$）。

踇展肌（图 13-16，图 13-17，图 13-24）

部位：足底内侧，为羽状肌。

起点：跟骨结节的内侧及舟骨粗隆。

止点：第 1 节趾骨基底部的跖侧。

运动功能：使踇趾远离中趾而外展。

神经支配：足底内侧神经（$L_4 \sim L_5$）。

踇收肌（图 13-18）

部位：足底中部，分为横头和斜头。

起点：第 2~4 跖骨基底部。

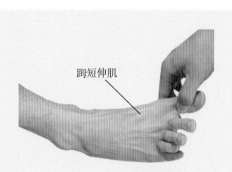

▲ 图 13-13　踇短伸肌

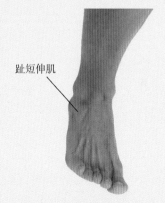

▲ 图 13-14　趾短伸肌

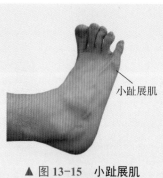

小趾展肌

▲ 图 13-15　小趾展肌

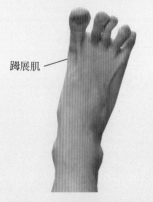

踇展肌

▲ 图 13-16　踇展肌（一）

止点：踇趾第 1 节趾骨基底部跖侧面的外侧。

运动功能：屈踇趾。

神经支配：足底内侧神经（$L_4 \sim L_5$）。

踇短屈肌（图 13-19）

部位：足底内侧前端。

起点：内侧楔骨的底面踇趾。

止点：第 1 节趾骨基底部跖面。

运动功能：屈踇趾。

神经支配：足底内侧神经（$L_4 \sim L_5$）。

趾短屈肌（图 13-20，图 13-22，图 13-25）

部位：足底中部。

起点：跟骨结节。

止点：第 2～5 趾。

运动功能：屈第 2～5 趾。

神经支配：足底内外侧神经（$L_4 \sim S_2$）。

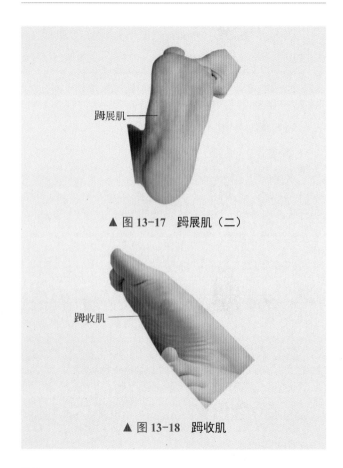

踇展肌

▲ 图 13-17　踇展肌（二）

踇收肌

▲ 图 13-18　踇收肌

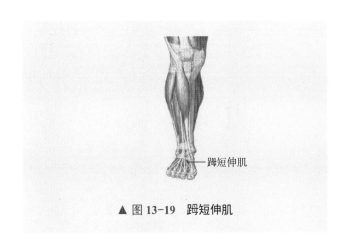

▲ 图 13-19　　姆短伸肌

足间背侧肌（图 13-21）

部位：跖骨间隙内。

起点：相邻二跖骨的侧面。

止点：该节趾骨基底部的内侧。

运动功能：屈第 2~4 趾跖趾关节，伸趾间关节。

神经支配：足底外侧神经深支（S_1~S_2）。

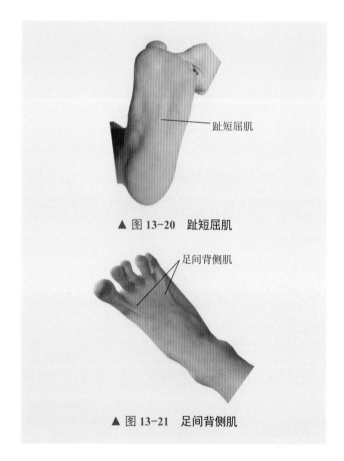

趾短屈肌

▲ 图 13-20　趾短屈肌

足间背侧肌

▲ 图 13-21　足间背侧肌

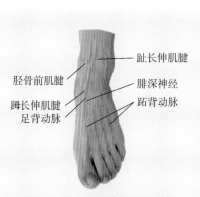

趾长伸肌腱

胫骨前肌腱

腓深神经

跗背动脉

蹬长伸肌腱
足背动脉

▲ 图 13-22　足背的解剖结构

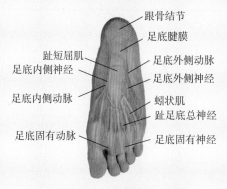

跟骨结节

足底腱膜

趾短屈肌
足底内侧神经

足底外侧动脉

足底外侧神经

足底内侧动脉

蚓状肌

趾足底总神经

足底固有动脉

足底固有神经

▲ 图 13-23　足底的解剖结构

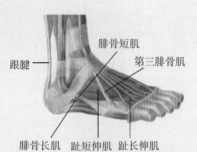

跟腱

腓骨短肌

第三腓骨肌

腓骨长肌　趾短伸肌　趾长伸肌

▲ 图 13-24　足部肌肉解剖结构图（一）

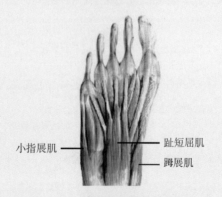

小指展肌

趾短屈肌

踇展肌

▲ 图 13-25　足部肌肉解剖结构图（二）

三、足部压痛点

跟骨结节压痛点（图 13-26）

检查者用拇指尖沿跟腱后方直至其跟骨结节附着处做滑动按压，可查到跟骨结节、跟腱滑囊和跟腱鞘的压痛点。

跗骨窦压痛点（图 13-26）

检查者拇指尖针对跗骨窦脂肪垫并向窦壁周围做深入滑动按压，可查到压痛点。

舟骨粗隆压痛点（图 13-26）

检查者用拇指尖针对舟骨粗隆的胫骨后肌附着处做滑动按压，可查到压痛点。

第 5 跖骨粗隆压痛点（图 13-26）

检查者用拇指尖针对第 5 跖骨粗隆的腓骨短肌

第
13
章

附着处做滑动按压，可查到压痛点。

外踝后下方压痛点（图 13-26）

检查者用拇指尖嵌入外踝沟，自外踝后方、下方直至前方做滑动按压，可查到压痛点。

内踝后下方压痛点（图 13-27）

检查者用拇指尖嵌入内踝沟，自内踝后方、下方直至前方做滑动按压，可查到压痛点，内、外踝后下方软组织损伤并存时，两者向下的传导痛可汇集于跟骨底中央部引起疼痛。

跟腱前脂肪垫压痛点（图 13-27）

患者采取仰卧或俯卧位，保持患侧下肢伸直，可在踝关节过度跖屈位上放松跟腱后，再用拇指尖由跟腱前外方向踝关节囊深压病变脂肪垫可查到压痛点。

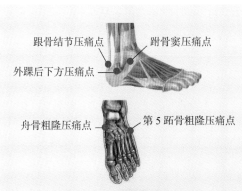

▲ 图 13-26　足部压痛点（一）

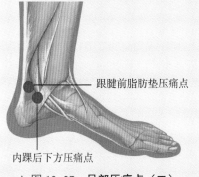

▲ 图 13-27　足部压痛点（二）

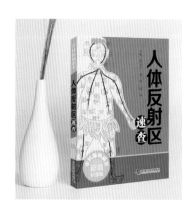

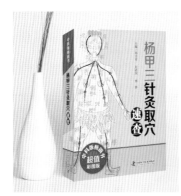

书名：杨甲三针灸取穴速查

主编：郭长青　刘清国
　　　郭　妍

定价：**29.80** 元

　　本书为《中医速查宝典系列》丛书之一，由北京中医药大学针灸推拿学院、中国中医科学院资深专家、教授联袂精心编写。

　　编者整理了著名针灸专家杨甲三教授的取穴方法，用400余幅清晰的图片对取穴方法准确地定位与描述，使读者能直观、形象地学习杨教授的取穴经验并运用于临床。同时，重点介绍了全身十四经穴，以及经外奇穴等近400个穴位的取穴方法。

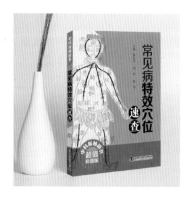

书名：常见病特效穴位速查

主编：郭长青　郭　妍
　　　张　伟

定价：**19.80** 元

　　本书为《中医速查宝典系列》丛书之一，由北京中医药大学针灸推拿学院、中国中医科学院资深专家、教授联袂精心编写而成。

　　本书选取了临床上对某些疾病有特殊治疗作用或有特效的穴位，重点描述了特效穴的标准定位、刺灸法、功用和主治，并配以精美的插图，以方便读者准确地选取穴位。

相 关 图 书 推 荐

中国科学技术出版社·荣誉出品

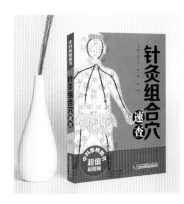

书名：**针灸组合穴速查**

主编：**郭长青 郭 妍**
张 伟

定价：**19.80** 元

　　本书为《中医速查宝典系列》丛书之一，由北京中医药大学针灸推拿学院、中国中医科学院资深专家、教授联袂根据多年的针灸教学实践与临床实践，精心撰写而成。

　　组合穴是由作用相同或相似的两个或两个以上穴位组成的穴组，穴组中各穴相互配合，协同发挥治疗作用，可提高疗效。本书重点描述了56组合穴的穴组主治、标准定位、取穴技巧、穴位解剖定位、毫针刺法，并配以精美的体表图和解剖图，读者可按图准确取穴，便于组合穴的临床应用。

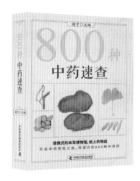

书名：**800 种中药速查**

主编：**谢　宇**

定价：**35.00 元**

　　本书以《中华人民共和国药典》（2015年版）及《中药学》（第9版）的知识精华为依据，从我国中草药宝库中精选了当代临床常用的中草药800种，按药材功效分为解表药、清热药、泻下药、祛风湿药等22大类；又细分为发散风寒药、发散风热药、清热泻火药、清热燥湿药等40小类，详细介绍了每种中草药的别名、药性、功效、主治、用量用法、使用注意等，文字通俗易懂，易于阅读。此外，还为每味药配上了精美的高清彩色照片，图文对应，帮助读者更加轻松、快速、准确地识别和应用这些中草药。

　　本书集识药、用药于一体，所收载的中草药均容易获取，疗效确切，是广大临床医师、医学院校师生、中医药科研人员、社区及乡村医生、广大中医药爱好者学习、掌握和应用中草药的重要参考读物。